LETTRES
SUR LE POUVOIR
DE L'IMAGINATION
DES FEMMES
ENCEINTES.

Où l'on combat le préjugé qui attribue à l'Imagination des Meres le pouvoir d'imprimer sur le Corps des Enfans renfermés dans leur sein la figure des objets qui les ont frappées.

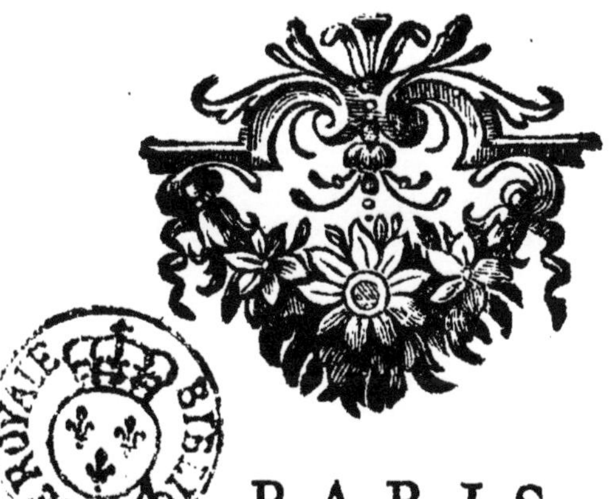

PARIS,

Chez LES FRERES GUERIN, rue S. Jacques, à S. Thomas d'Aquin, vis-à-vis les Mathurins.

=================

M. DCC. XLV.

Avec Approbation & Privilége du Roi.

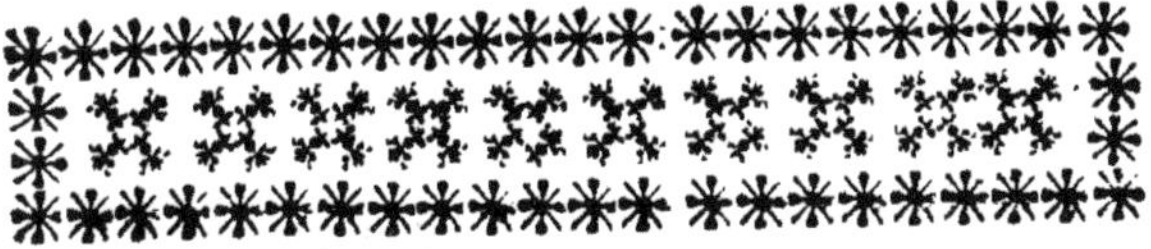

AVERTISSEMENT
DU LIBRAIRE.

ON attribue à l'Imagination des Femmes enceintes le pouvoir d'imprimer sur le corps des Enfans renfermés dans leur sein la figure des objets qui les ont frappées. Ce préjugé est très-général & très-préjudiciable au repos & à la santé des Femmes enceintes.

Quelques Savans ont déja travaillé à le détruire. Nous avons une Dissertation du Docteur Blondel traduite de l'Anglois en notre Langue. Il ne me convient pas de décider du mérite des raisons qui y sont rapportées contre le pouvoir de l'imagination : mais j'ose dire que cette Dissertation n'est pas propre à instruire, & à convaincre les Dames. On n'y trouve pas cette méthode & cette simplicité nécessaires pour conduire pas à pas aux connoissances physiques les personnes qu'on doit supposer peu instruites des principes de cette Science. D'ailleurs M. Blondel nie presque tous les faits qui semblent autoriser le préjugé. Tous ces faits peuvent ne dépendre pas du pouvoir de l'imagination ; mais la plupart sont des faits certains, & ils fortifieront toujours le préjugé, jusques à ce qu'on en ait fait connoître la véritable cauſe. Les Mémoires de l'Académie Royale des Sciences renferment pluſieurs Diſſertations ſur le même ſujet : elles ſont incomparablement plus méthodiques que celle du Docteur Anglois. Ces Diſſertations ſont dignes ſans doute de leurs ſavans Auteurs, & du Corps illuſtre qui les a publiées ; mais comme on y ſuppoſe toujours certains principes connus des Phyſiciens, elles paroiſſent peu faites pour ceux qui ignorent ces principes. Les Dames me pardonneront ſi je les range dans cette claſſe ; les Ouvrages Philoſophiques deſtinés à leur inſtruction doivent être traités dif-

a iij

féremment d'une Diſſertation :
telle eſt la queſtion que l'on
examine ici.

Un Ouvrage ſur cette matiere qui leur fût propre , étoit
d'autant plus difficile à exécu-
ter, qu'il falloit y réunir les connoiſſances phyſiques & anatomiques ; établir les principes
avec ſimplicité ; lier entre elles
les conſéquences avec une exac-
titude ſcrupuleuſe, & attacher
l'eſprit à des objets abſtraits, en
les lui rendant intelligibles par
la maniere de les traiter. On ſe
flate que ces Lettres qui réuniſſent tous ces avantages produiront un heureux effet. Elles
ont déja détruit dans l'eſprit de
pluſieurs Dames le préjugé qui
les avoit allarmées.

L'Auteur promet de donner au Public un autre Ouvrage beaucoup plus confidérable par fon étendue, où il a réuni tout ce qui concerne l'Hiftoire, la Théorie, & la Pratique des Bains & des Etuves.

TABLE
DES LETTRES
contenues dans cet Ouvrage.

Fin de la Table.

LETTRES

LETTRES
SUR LE POUVOIR
DE L'IMAGINATION
DES FEMMES
ENCEINTES.

PREMIERE LETTRE.

Le pouvoir de l'imagination des Femmes enceintes eſt un préjugé nuiſible à la Mere & à l'Enfant. Expoſition générale des raiſons qui ſerviront à le prouver.

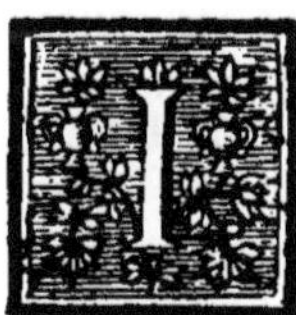L eſt vrai, Madame, que tous les préjugés ne doivent pas être mis au même rang ; & dans la converſation

A

dont on vous a parlé , je n'ai eu garde de confondre celui qui attribue à l'imagination des Meres le pouvoir d'imprimer fur les corps de leurs Enfans , la figure des objets qui les ont frappées , avec cent autres préjugés dont le ridicule faifit au premier coup d'œil. Que les Orientaux , perfuadés qu'on peut par un regard malin , jetter des maléfices fur les enfans & fur les femmes en couche , croyent les en préferver en étalant fur le front des enfans des pieces de monnoie ou des morceaux de verre coloré ; & en mettant une gouffe d'ail parmi les pierreries dont ils ornent la tête des accouchées : l'ombre du fens commun fuffit pour nous faire connoître combien cette opinion eft dépourvue de raifon. Il n'en eft pas de même de ce prétendu

pouvoir de l'imagination. La cré-
dulité paroît en quelque sorte fondée sur l'expérience ; & pour se garantir de l'erreur sur cette matiere,
il faudroit avoir des connoissances
que tout le monde n'est pas à portée d'acquérir. Mais malgré le grand
nombre de ceux qui paroissent avoir
adopté ce sentiment, il n'en doit
pas moins être regardé comme un
préjugé d'autant plus nuisible que
les femmes en sont intimidées pendant leur grossesse. Inquietes & allarmées au moindre événement,
elles perdent la gaîté, le repos
& le sommeil. Leur sang en est al-
téré ; la crainte d'un mal imaginai-
re leur fait souffrir des maux réels,
& devient préjudiciable à l'état de
l'enfant. Le bien de la société &
l'intérêt des femmes exigeroit sans
doute que cette erreur fût généra-

A ij

lement reconnue ; & je consenti-
rois volontiers, Madame, à vous
écrire tout ce que je pense là-des-
sus, si une pareille matiere pouvoit
être le sujet d'un commerce de Lettres avec une Dame. Mais puisque
vous souhaitez d'être informée d'un
sentiment qui vous paroît singulier,
& des raisons qui peuvent l'autoriser, j'aurai l'honneur de vous rendre compte en peu de mots de cette conversation qui a donné occasion à votre Lettre.

J'ai soutenu que l'imagination des
meres ne peut imprimer sur le corps
des enfans renfermés dans leur sein
aucune figure des objets qui les ont
frappées, parce que la mere ne
sauroit communiquer à son enfant
ses idées, ses craintes & ses terreurs;
& quand même cette communication seroit possible, quand même

l'enfant feroit fenfible à toutes les paffions qui agitent la mere , il n'en pourroit réfulter en lui d'autres effets , que ceux que la mere éprouve à l'occafion de ces mêmes paffions. Et comme il n'arrive jamais que par une fuite des craintes , des défirs , & des autres paffions de la mere , il fe trace fur fa peau une figure reffemblante aux objets qui ont excité fes paffions , il feroit également impoffible que les figures reffemblantes à ces objets , fuffent imprimées fur le corps de l'enfant. Toutes ces marques extérieures , qu'on attribue mal-à-propos à la force de l'imagination, font les fuites du méchanifme qui féconde l'œuf dans lequel l'enfant eft renfermé. Les loix de ce méchanifme, communes aux animaux & aux plantes , produifent dans les uns , &

dans les autres, les mêmes effets.
Si l'on voit des verrues, & des taches sur le corps des enfans, si quelques-uns viennent au monde avec
les mains en patte d'oie, si deux
corps d'enfans se réunissent en tout,
ou en partie, si l'un naît avec des
parties superflues ; si un autre est
privé d'une main, d'un bras, &
même de la tête ; les arbres ont
aussi leurs taches, & leurs verrues ;
leurs branches se réunissent, s'en-
veloppent sous une même écorce,
& ne forment plus qu'une même
tige ; quelques autres branches s'ef-
facent, & disparoissent : toutes ces
variétés ne sauroient être attribuées dans les arbres au pouvoir de
l'imagination. Le système de la nature est le même dans ses productions ; tout est fécondé, tout se
nourrit, & s'accroît d'une maniere

uniforme. Il n'y a aucune différence entre les animaux & les plantes, lorsque tout est dans l'ordre naturel ; les faits accidentels doivent donc être soumis à une loi commune. Une tache, une verrue qui paroît sur le corps d'un enfant, & ces mêmes difformités observées dans les arbres, doivent dépendre d'un même principe ; & l'un ne sauroit être attribué à la force de l'imagination, dès que son action ne peut être la cause de l'autre.

Je me bornerai, Madame, à ces généralités ; un plus grand détail m'engageroit dans des raisonnemens qui seroient au moins trop sérieux. Il exigeroit même quelques connoissances anatomiques : il est vrai qu'elles se réduisent à un petit nombre de faits ; il suffiroit de savoir que les arteres & les veines sont des canaux par lesquels se fait la circulation du sang. Que les arteres le reçoivent du cœur, & le distribuent à toutes les parties du corps, & que les veines le reçoivent de ces mêmes parties, & le rapportent au cœur. Que les nerfs sont des cordons qui sortent du cerveau, & se répandent dans toutes les parties du corps en maniere de filets & de filamens, & par une espece de ramification. Que ces filets nerveux sont remplis d'une liqueur séparée du sang dans le cerveau, liqueur si fluide, si spiritueuse, qu'on a cru devoir lui donner le nom d'esprits animaux : enfin, que ces nerfs sont les principaux instrumens des sensations. Ces noms d'arteres, de veines, & de nerfs, sont trop communs pour que vous les ignoriez ; & il ne faut qu'une application mé-

diocre pour en connoître l'ufage,
autant qu'il eft néceffaire dans l'e-
xamen que vous vous propofez ;
mais encore une fois, Madame, je
ne faurois me réfoudre à faire de
ce fujet celui de notre correfpon-
dance. Je fuis, &c.

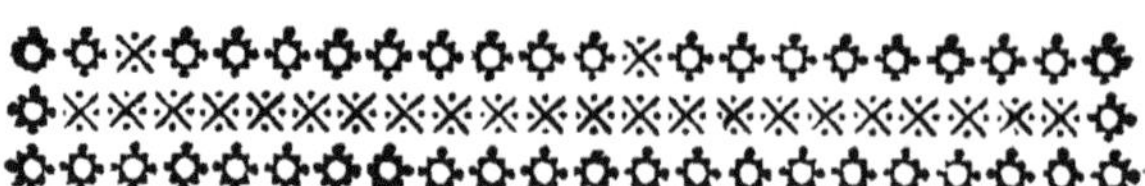

II. LETTRE.

Pour juger du pouvoir de l'imagination des Femmes enceintes, il faut connoître par quel méchanisme les objets extérieurs affectent les Organes de nos sens. Exposition de ce méchanisme.

PERMETTEZ-MOI, Madame, de me plaindre de l'injustice de vos soupçons. Je suis bien éloigné de penser qu'une Dame ne soit pas capable d'entendre des raisonnemens philosophiques; & les occupations les plus ordinaires des Dames ne me donnent point une idée desavantageuse de leur esprit. Je sai que si elles se pretent quelquefois à des amusemens qui paroissent frivoles ;

c'eſt notre faute : elles emploient contre l'ennui les ſeules reſſources que notre vanité , ou du moins no-tre prévention leur ait laiſſées. Voi-là l'effet du préjugé qui leur inter-dit l'étude des Sciences. Quelle er-reur de croire qu'elles n'y ſont pas propres ! Les Dames ont une dé-licateſſe d'eſprit ſupérieure à celle des hommes, une imagination vive, capable de ſaiſir toute l'étendue d'un principe , & rarement elles ſe trompent ſur les conséquences. Si je ne parlois que de vous , Madame , je pourrois en dire davantage ; je ſai quelle éducation vous avez reçüe , & l'avantage que vous avez ſu en retirer. Pouvois-je donc crain-dre de vous parler un langage que vous ne puſſiez entendre? Non, Ma-dame , j'ai craint qu'une matiere ab-ſtraite par elle-même , ne devînt

ennuyeufe en paffant par mes mains.
Mais enfin vous voulez être obéie :
votre groffeffe, vos craintes, vos
ordres ne me laiffent ni prétexte ni
excufe. Il faut, avant toutes chofes, vous donner une idée de la nature de l'ame & de la maniere dont
elle apperçoit les objets extérieurs ;
& vous expliquer comment elle produit dans nos corps les différens
mouvemens qui dépendent de fa
volonté. A l'égard de la nature de
l'ame, vous en favez autant là-
deffus, Madame, que le plus grand
Philofophe. C'eft un efprit qui n'a
rien de matériel, rien qui reffem-
ble à la matiere ; elle n'a point de
parties, on ne fauroit la voir, on
ne peut la toucher ; elle eft cependant unie à notre corps par l'ordre
& la puiffance de l'Etre fouverain :
c'eft en conféquence de cette union

& à l'occasion des mouvemens qui se font dans les organes de nos sens, que l'ame pense, & que le corps se meut selon les diverses affections de l'ame & dépendamment de sa volonté.

Si nous ne pouvons comprendre ni l'essence de l'ame, ni les loix de l'union de l'ame & du corps, nous pouvons au moins découvrir quelles sont les parties qui servent aux sensations, quelle est la liaison de ces parties avec les objets extérieurs, & enfin quelle est l'impression que ces objets font sur elles. Ne suivons cet examen que dans l'un de nos sens : à mesure que nous fixerons nos idées, elles en deviendront plus simples, & plus intelligibles. Un objet extérieur, une fleur se présente à vos yeux, votre ame en est avertie, elle acquiert

l'idée de cet objet : quel eſt le méchaniſme par lequel cette ſenſation
eſt opérée? Le voici. Entre la fleur
& votre œil, il y a un corps fluide
que vous ne pouvez appercevoir.
C'eſt une matiere très - ſubtile qui
eſt dans un mouvement continuel ;
elle heurte les ſurfaces de tous les
corps, & en eſt réfléchie. Une portion de cette matiere réfléchie par
la ſurface de cette fleur, parvient à
votre œil ; elle entre par la prunelle, & va porter ſon impreſſion ſur
un nerf dont les filets épanouis forment une eſpece de toile qui tapiſ-
ſe le fond de l'œil ; c'eſt ce qu'on
appelle la rétine. Ces filets nerveux,
comme nous l'avons remarqué,
ſont remplis d'un fluide ſpiritueux.
Que doit donc opérer ſur eux cette
matiere qui étant réfléchie de la
ſurface de la fleur, va les frapper ?

elle doit les comprimer. Mais peut-elle les comprimer fans diminuer le diametre de ces tuyaux nerveux qui contenoient les efprits ? non , fans doute. Que doit-il donc en réfulter ? il faut que ces efprits refluent vers l'autre extrémité du nerf , & qu'ils s'échappent par l'ouverture qui fe trouve à leur naiffance : il faut encore , que fi ces efprits rencontrent à leur fortie quelques filets nerveux, ils les heurtent, les ébranlent , & les faffent trémouffer. Voilà , Madame , tout ce qui fe paffe dans notre cerveau à l'occafion d'un objet vifible; & c'eft en conféquence de ce dernier trémouffement des fibres du cerveau, que l'ame eft affectée : c'eft ainfi qu'elle voit les objets , qu'elle en acquiert l'idée.

Ce que nous avons dit d'une fleur doit être appliqué à tout ce qui eft

visible, c'est toujours un fluide ré-
fléchi, qui comprime les filets du
nerf épanoui au fond de l'œil, ce sont
des esprits refluans vers le cerveau
qui ébranlent & font trémousser les
filets nerveux qu'ils trouvent à leur
passage : mais tous les objets font-
ils la même impression ? Non, Madame, cette matiere subtile est différemment réfléchie selon la diversité des surfaces des corps. Leur
grandeur, leur figure, leur couleur, lui donnent différentes modifications : cette matiere subtile diversement refléchie porte son impression sur différens filets de la rétine, elle les comprime avec plus
ou moins de force, & elle en comprime un nombre plus ou moins
grand; il en arrive que les esprits qui
refluent vers le cerveau par divers
filets nerveux & qui s'échappent

par

par différens points, rencontrent à leur paffage, & font trémouffer différens filets, femblables aux sautereaux du clavecin, qui pincent différentes cordes, felon la touche fur laquelle la main a été appliquée. C'eft ainfi que notre ame diftingue un objet d'un autre objet, felon la fibre du cerveau qui a été ébranlée, comme vous diftinguez un fon d'un autre fon, felon la corde du clavecin qui a été pincée. L'ame ne peut confondre deux objets différens entre eux; chacun d'eux fait dans le cerveau fon impreffion particuliere, & cette impreffion ne peut fe renouveller qu'à l'occafion du même objet, ou d'un autre qui ait avec le premier une exacte reffemblance.

C'eft par ce méchanifme, Madame, que notre ame apperçoit

B

tous les objets qui nous environnent ; & si le besoin de les connoître sous différens rapports a exigé que notre corps eût différens organes pour en recevoir les diverses impressions, toutes ces impressions se terminent à un ébranlement des filets nerveux dans le cerveau. Les corps sonores ébranlent l'air, cet air ébranlé vient frapper une cloison qui est placée au fond de nos oreilles ; & par un méchanisme dépendant de l'arrangement des parties de cet organe, les nerfs en sont comprimés, les esprits refluent, les fibres du cerveau sont ébranlées. Il en est de même de l'odorat. Les parties qui exhalent des corps odorans sont portées par l'air jusques à une membrane très-délicate qui tapisse l'intérieur du nez. Les filets nerveux qui sont parsemés dans cet-

te membrane en font comprimés ;
& par le reflux des efprits , & l'é-
branlement des fibres du cerveau ,
l'ame a l'idée de l'odeur. Il feroit
inutile de parcourir nos autres fens ,
on y trouveroit toujours le même
méchanifme : l'impreffion extérieure des corps qui en font les objets ,
fe termine toujours à un ébranlement des fibres du cerveau, à l'occafion duquel notre ame acquiert
l'idée des divers objets dont nos
fens ont été frappés.

Cette Lettre eft devenue bien
longue : mais pour vous mettre en
état d'examiner fi une mere peut
communiquer à l'enfant renfermé
dans fon fein fes idées & fes paffions , il étoit néceffaire , Madame,
que vous connuffiez le méchanifme
qui excite en nous les idées à la préfence des objets. Les loix doivent

B ij

être les mêmes pour la mere & pour l'enfant ; vous jugerez si cette égalité peut se rencontrer dans tous les deux. Au reste, je ne suis entré dans la discussion d'aucun systeme ; cela m'a paru inutile. Tous les Philosophes conviennent que les objets extérieurs font sur nos yeux leur impression par le moyen de cette matiere subtile qui remplit l'espace qui se trouve entre les objets & nos yeux ; & que cette impression se termine à l'ébranlement des fibres du cerveau. La différence des systemes ne consiste que dans la maniere dont cette impression se communique de l'œil au cerveau : si c'est par la continuation du trémoussement des fibres nerveuses qui tapissent le fond de l'œil, ou bien par un reflux des esprits, ces questions auroient pu vous embarrasser,

& elles étoient d'autant plus inutiles, que quelque système qu'on em-
brasse, les conséquences en seroient
toujours les mêmes. J'ai voulu faire
un exposé simple & intelligible ;
j'ai sacrifié pour cela les termes &
les détails d'optique. Quand vous
sauriez, Madame, sous quel an-
gle nous découvrons les objets selon leur distance, vous n'en seriez
pas plus avancée vers le but que
nous nous proposons. Je suis, &c.

III. LETTRE.

Les effets que les objets extérieurs produisent sur nous, rendus sensibles par la comparaison des organes des sens avec un clavecin. Quelle est la cause de quelques impressions rapides que les objets extérieurs font sur notre ame ? Quelle est celle qui fait varier nos idées & nos gouts à la présence d'un même objet ?

J'EN conviens avec vous, Madame ; les raisonnemens qui n'ont aucune liaison avec les objets sensibles, frappent foiblement notre imagination, lorsqu'ils lui sont présentés pour la premiere fois : il faut avoir acquis une certaine habitude de ces raisonnemens pour saisir

au premier inftant, tout ce qu'ils renferment. Je ne veux point que mes
lettres foient pour vous l'objet d'u-
ne étude trop férieufe. Et puifque
votre clavecin a pu, fans fatiguer
votre attention, vous rendre fenfible ce que j'ai eu l'honneur de vous
dire, fuivons cette comparaifon ;
elle fixera les connoiffances que vous
avez acquifes, & peut-être pourra-
t-elle nous en procurer de nouvelles.

On peut, vous le favez, Madame, former un fon fimple fur le
clavecin, ou y faire des accords.
Un objet peut également exciter
en nous une feule idée, ou une idée
compofée : dans l'un & dans l'autre
cas, il arrive, ou qu'une feule corde a été pincée, ou que plufieurs
ont été ébranlées. Le même méchanifme a lieu dans l'œil, & dans le
clavecin. Daignez vous rappeller

ces fibres nerveuſes qui appliquées
l'une à côté de l'autre, occupent
& tapiſſent tout le fond de l'œil; elles ſont connues, comme je l'ai dit,
ſous le nom de rétine, & je les ap-
pellerai, ſi vous voulez me le permettre, le clavier oculaire. La matiere réfléchie des objets peut ſe réunir ſur l'une de ces fibres, comme
la main peut s'appliquer à une ſeule
touche du clavier. Il n'en réſultera
dans le cerveau & dans le clavecin
que l'ébranlement d'une ſeule corde. Mais de même que la main peut
preſſer en même tems pluſieurs touches du clavecin, la matiere réfléchie des objets peut frapper également ſur pluſieurs touches du clavier oculaire; le trémouſſement de
pluſieurs cordes du cerveau donne-
ra une idée compoſée de pluſieurs
idées, comme l'accord ſera compoſé
de

de plusieurs sons. Mais soit que les idées soient simples, ou qu'elles soient composées, comme pour renouveller les mêmes sons, il faut pincer les mêmes cordes du clavecin, il faut aussi pour renouveller les mêmes idées, renouveller l'ébranlement de ces mêmes fibres du cerveau, à l'occasion duquel ces idées avoient été excitées. Le trémoussement de toute autre corde ne sauroit rendre ni le même son, ni la même idée. C'en est assez ; passons à d'autres objets qui me paroissent intéressans, & dont l'examen nous est nécessaire.

Nous jugeons à la vue d'un objet, si cet objet nous plaît, ou s'il nous est désagréable ; d'où cela peut-il dépendre ? Quelle regle avons-nous pour nous déterminer ? Je ne parle pas de ces occasions dans les-

quelles la raiſon ſeule examine, dé-
libere, décide ; je parle de ces inſtans où ſans avoir le tems de former
un examen, nous ſommes mus par
les objets, d'une façon ſi rapide,
qu'elle paroît purement méchanique. Je crois qu'elle l'eſt en effet ;
nos beſoins ont exigé peut-être,
que nous ne fuſſions pas toujours
obligés de raiſonner.

Je penſe, Madame, que la nature y a
pourvu en établiſſant dans les organes des ſens, & par conſéquent dans
les cordes du cerveau des regles
d'accords & de diſſonances. Par ce
moyen un objet dont l'impreſſion
formera un accord parfait ſur le clavier oculaire, plaira néceſſairement
à notre ame. Celui qui y formera
des diſſonances lui ſera deſagréa-
ble : de là ces divers degrés d'impreſſion que font ſur nous les ob-

jets agréables ou desagréables ; variété bien plus grande que celle qui peut résulter des combinaisons du clavecin. Cette regle , me direz-vous , Madame , doit varier dans tous les hommes : non , Madame ; ce n'est point la regle qui varie , mais selon la diversité du clavier oculaire & des cordes du cerveau , telle impression qui dans plusieurs personnes a fait un accord parfait , excitera dans une autre une dissonance à c'est là la faute de l'instrument, La variété des organes peut seule en effet mettre de la variété dans les perceptions & dans les gouts. Les hommes trouvent bon , utile , agréable tout ce qui forme sur eux l'accord parfait : voici la regle. Tout ce qui forme cet accord dans l'un ne le forme pas dans l'autre : voilà la différence de l'organe ; & sans ce-

C ij

la, Madame, comment pourrions-
nous rendre raison de ces changemens que produit en nous tout ce
qui nous environne ? L'expérience
a convaincu tous les hommes qu'u-
ne fievre violente renverse nos idées
& nous fait abhorrer ce que dans
un état de santé nous aimions le
plus. Notre ame est pourtant la même, mais les cordes du clavecin
ont été dérangées ; devenues in-
capables de ce doux ébranlement
qui leur est propre, elles ne font
plus agitées que pour former des
diffonances. Entre cet excès, & l'é-
tat naturel il est un milieu auquel
on ne fait pas assez d'attention. J'ai
vu souvent chercher la cause de la
mauvaise humeur d'une personne ;
& vouloir deviner ce qu'elle igno-
roit elle-même : cette cause dépendoit peut-être d'un petit change-

ment dans l'air. Cela ne doit pas vous
paroître extraordinaire, Madame :
l'air fait sur nos corps une très-forte
compreſſion ; l'animal placé ſous le
récipient de la machine pneumati-
que d'où l'on a pompé l'air, ſe gonfle & périt. Il arrive dans l'air bien
des changemens qui en font varier
la peſanteur, nous n'en ſentons pas
extérieurement la différence : mais
il n'en eſt pas moins vrai que notre
circonférence varie d'une maniere
proportionnée à l'état de l'air ; nos
vaiſſeaux en ſont plus ou moins dilatés ; la circulation du ſang en eſt
ou plus précipitée, ou plus rallen-
tie, & toutes ces variations influent
ſur les organes de nos ſens, & font
néceſſairement varier nos perceptions & nos gouts. Heureuſement
ces changemens ne ſont pas ſenſibles juſqu'à un certain point dans

C iij

tous les hommes : mais ils font réels ; & il eſt facile de s'en convaincre par ſa propre expérience.

Tout ce que nous avons dit juſqu'ici prouve, ce me ſemble, que chaque objet qui excite en nous une idée, fait ſur nous une impreſſion différente de celle que peut faire tout autre objet ; & qu'on ne peut renouveller une idée qu'en renouvellant l'impreſſion qui l'avoit excitée la premiere fois ; que nous ne ſommes pas tous ſujets aux mêmes paſſions ; parce que nous n'avons pas tous la même diſpoſition dans les organes ; que le moindre changement qui y ſurvient ſuffit pour faire varier nos gouts ; qu'un même objet n'excitera la même paſſion dans deux perſonnes qu'autant qu'il y aura une exacte conformité dans leurs organes, & dans les fibres de leur cerveau.

Pour que les idées & les paſſions d'une mere puiſſent être communiquées à l'enfant renfermé dans ſon ſein, il eſt donc indiſpenſable que les eſprits qui avec une certaine détermination reçue des objets extérieurs, ont ébranlé une fibre du cerveau de la mere, & excité en elle une idée, paſſent avec la même détermination au cerveau de l'enfant, & en ébranlent les fibres d'une maniere exactement conforme à celle qui dans la mere a excité cette idée. Il faut encore qu'il ſe trouve entre la mere & l'enfant une entiere conformité dans les organes. Nous examinerons dans la ſuite ſi les mêmes circonſtances peuvent ſe rencontrer. Je ſuis, &c.

IV· LETTRE.

La détermination que les esprits reçoivent dans les organes des sens, & en conséquence de laquelle ils excitent dans l'ame l'idée des objets extérieurs, ne subsiste plus, lorsque ces esprits sont renvoyés du cerveau vers les différentes parties du corps. Comment la mémoire est-elle excitée?

LA différence qui doit se trouver entre la solidité du cerveau de la mere, & la foiblesse du cerveau de l'enfant renfermé dans son sein, vous persuade, dites-vous, Madame, que la mere ne peut communiquer à cet enfant les passions dont elle est agitée. Permettez-moi de vous le dire,

c'eſt trop ſe hâter : on vous répon-
droit que la foibleſſe de l'enfant le
rendroit, à la vérité, ſuſceptible d'u-
ne paſſion moins vive que celle de
la mere ; mais que, proportion gar-
dée, elle ſeroit la même dans l'un
& dans l'autre. Une épinete ne rendra pas un ſon auſſi fort qu'un clavecin, mais elle rendra un même
ſon. Pour vous déterminer plus ſu-
rement, rappellez-vous, Madame,
que pour exciter dans l'ame de la
mere l'idée d'un objet préſent, il
faut que les eſprits faſſent trémouſſer une fibre du cerveau de la mere :
pour que cette même idée fût excitée dans l'ame de l'enfant, il faudroit donc que ces mêmes eſprits
qui ont excité une idée dans l'ame
de la mere, paſſaſſent au cerveau
de l'enfant avec la même détermination, & y fiſſent trémouſſer une

fibre qui répondît à celle dont l'é-
branlement a excité dans la mere
l'idée de l'objet.

Or ces esprits qui en refluant vers
le cerveau, en ébranlent les fibres,
reçoivent-ils de la part des objets
extérieurs une détermination qui
ne puisse être changée, lors même
qu'ils sont renvoyés du cerveau
dans les différentes parties de notre corps ? Voilà le point décisif.

Quelle est donc l''espece d'impression que reçoivent les esprits de la
part des objets extérieurs ? Nous l'a-
vons dit, Madame ; le filet nerveux
dans lequel ce liquide est contenu,
étant comprimé, ce liquide reflue
vers le cerveau, & en cela je ne vois
que le mouvement progressif d'un liquide. En conséquence d'une pression plus ou moins forte, le reflux
des esprits sera plus ou moins rapide;

mais ce ne sera jamais qu'un mouvement direct ; & si dans cette uniformité de mouvement, ils excitent
différentes idées , c'est parce que
les objets extérieurs , comprimant
différentes fibres de ce nerf comparé au clavier d'un clavecin, mettent
en mouvement différentes colonnes
d'esprits ; chacune de ces colonnes
entrant dans l'intérieur du cerveau
par les divers points où prennent
naissance ces filets nerveux qui les
contenoient, y rencontrent, y ébranlent différentes fibres , & excitent
dans l'ame différentes idées.

Ce mouvement que les objets extérieurs excitent dans les esprits ,
peut facilement être changé. Telle
est la nature de tous les fluides ; sus-
ceptibles de tous les mouvemens ,
ils ne conservent plus celui qui leur
a été imprimé , dès que l'action qui

le leur avoit donné, vient à ceſſer, ou lorſqu'ils rencontrent quelque obſtacle. L'air en ſortant d'un tuyau d'orgue avec un mouvement déterminé, a formé divers ſons qui ont frappé nos oreilles. Cet air confondu avec la maſſe de l'air ne conſerve rien de ce mouvement particulier: de même les eſprits qui ont ébranlé une fibre, en ſe mêlant dans le cerveau à d'autres eſprits, perdent entiérement cette premiere détermination qu'ils avoient reçue des objets extérieurs, pour ne ſe mouvoir que d'un mouvement commun à tous les eſprits.

Mais cette détermination imprimée par les objets extérieurs, dût-elle ſubſiſter dans le cerveau, il faut qu'elle ſoit changée, lorſqu'en conſéquence de notre volonté, les eſprits ſont renvoyés du cerveau dans

les différentes parties du corps. Ils y
coulent non feulement par un mouvement oppofé à celui qui les porte des organes vers le cerveau ; mais
encore ils fe mêlent & fe confon-
dent avec le fang dans l'intérieur
des parties qui operent le mouvement. C'eft en cela que confifte l'action de notre ame fur notre corps.
Elle veut, & le corps fe meut ; c'eft-
à-dire, notre ame veut, & en conféquence d'une loi établie par la puiffance feule de l'Etre fouverain, les
efprits obéiffent à cette volonté ; ils
coulent dans ces faifceaux de fibres
charnues, connues fous le nom de
mufcles, & deftinées à produire le
mouvement des parties. Là en fe
mêlant avec le fang que les arteres
y portent, ils occafionnent une contraction, qui eft fuivie du mouvement de la partie à laquelle le muf-
cle eft attaché,

Dans cette action plusieurs parties de cette liqueur spiritueuse s'échappent du corps, & se dissipent ; de-là viennent la lassitude & la foiblesse qui succedent aux mouvemens violens ; ce qui reste d'esprits se mêle & se confond avec le sang, passe dans les veines, & rentre dans l'ordre de la circulation. Alors ces esprits ne forment qu'un même tout avec les autres parties du sang, & n'ont avec elles qu'un même mouvement, qu'une action commune. Pourroit-on croire, qu'après avoir reçu ces mouvemens divers, & subi ces divers mélanges, les esprits pussent encore conserver la même détermination qu'ils ont reçue dans le cerveau ?

Mais, dira-t-on, si cette détermination avec laquelle les esprits, à la présence d'un objet, ont excité une idée, peut ne plus subsister, qui est-ce qui la leur rendra, lorsque la mémoire nous rappellera l'idée de ces mêmes objets quoiqu'absens ? Je répons, Madame, que la mémoire n'est que le retour d'une idée déja reçue. Un objet a occasionné un ébranlement dans une fibre du cerveau : c'est au retour de cet ébranlement qu'est attaché le renouvellement de l'idée. Il n'est pas nécessaire que ce second ébranlement soit fait par les mêmes esprits qui l'avoient causé la premiere fois ; par quelques esprits qu'il soit renouvellé, l'idée sera renouvellée. Lorsque renfermés en nous-mêmes nous dérobons toute notre attention aux objets extérieurs, les esprits répandus dans le cerveau se portent indifféremment à toutes les fibres nerveuses ; & en les mettant en mouvement , ils réveillent en nous l'idée de plufieurs objets. C'eft en ce fens que l'on peut dire que foit que nous veillions, ou que nous dormions, notre ame penfe fans ceffe , puifque les efprits font dans un mouvement continuel , & que dans ce mouvement ils ébranlent toujours quelques fibres du cerveau. Mais daignez faire attention , Madame , que de ce mouvement il ne réfultera jamais d'idée fenfible qui n'ait auparavant exifté dans notre ame. Toute idée nouvelle fuppofe un objet préfent aux organes des fens. Cette propofition eft d'autant plus vraie , que pour nous repréfenter l'image d'un objet que nous n'avons point vu , nous lions enfemble l'idée de plufieurs objets connus : & fi dans nos rêves nous croyons appercevoir des figures qui

n'ont

n'ont jamais exiſté que dans notre imagination, de quelque eſpece que ſoient ces idées monſtrueuſes, elles ne le ſont que par la biſarrerie de leur aſſemblage ; chacune des parties dont elles ſont compoſées tire ſon origine d'un objet réel, & d'une idée vraie dans ſon principe.

Tout ce que j'ai eu l'honneur de vous dire juſqu'ici, Madame, ſur les idées & les paſſions, ne regarde que les idées qu'excitent en nous les objets extérieurs, & les paſſions qui naiſſent à l'occaſion de ces mêmes objets. Si l'imagination de la mere peut imprimer ſur le corps de l'enfant renfermé dans ſon ſein quelque tache extérieure, en conſéquence d'une idée qu'elle aura eue, ou d'une paſſion dont elle aura été agitée ; ce ne pourroit jamais être à l'occaſion des objets ſpirituels.

J'ai donc cru devoir me borner aux feuls objets fenfibles, & vous devez y ramener ces expreffions générales qui femblent renfermer tout ce qui peut être l'objet de nos idées. C'eft donc d'après tous ces faits bornés aux objets corporels que nous devons examiner fi la mère peut communiquer à l'enfant renfermé dans fon fein fes idées & fes paffions. Je ne veux point vous cacher, Madame, qu'un des plus grands Philofophes de notre fiecle, le P. Mallebranche, a foutenu cette communication d'idées. Vous pourrez le voir dans fon Livre de la Recherche de la Vérité ; je vous l'envoie, je vous prie de le lire: vous y trouverez tout ce qu'on peut dire de plus favorable en faveur du pouvoir de l'imagination. Si après cela je fuis affez heureux pour vous prouver que cette opinion n'eſt qu'un faux préjugé , vous devrez plus facilement vous pardonner une erreur qui vous eſt commune avec ce grand homme. Je ſuis , &c.

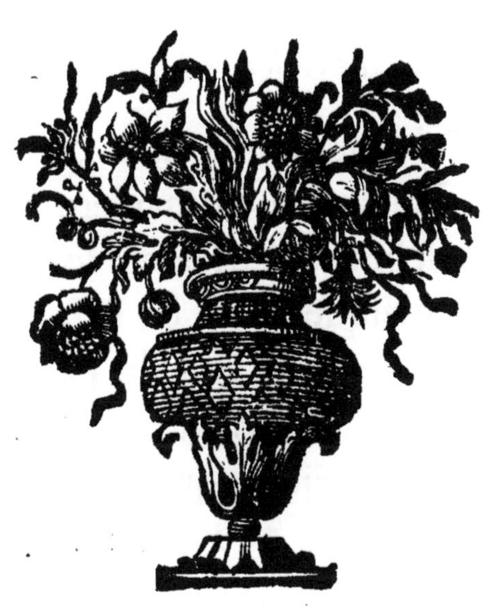

D ij

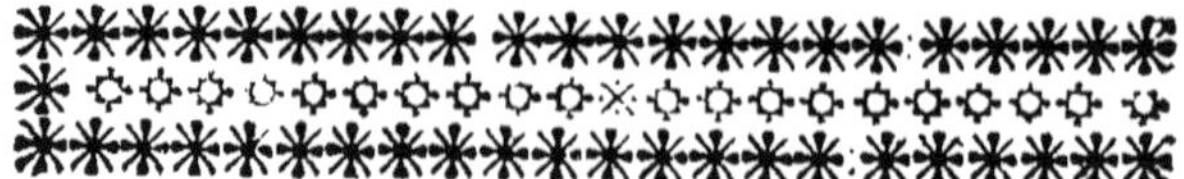

LETTRE V.

*Examen du sŷteme du P. Mallebranche.
On prouve contre ce Philoſophe, qu'il
ne peut y avoir aucune communication d'idées entre la mere & l'enfant
renfermé dans ſon ſein.*

JE l'ai toujours penſé comme
vous, Madame ; la maniere dont
le P. Mallebranche préſente ſon opinion a quelque choſe de ſéduiſant.
Ses raiſonnemens ont dû paroître
des démonſtrations aux perſonnes
imbues du préjugé que l'imagination des meres pouvoit imprimer
ſur le corps des enfans renfermés
dans leur ſein, la figure des objets
qui les avoient frappées. Peut-être
en eût-il fallu moins : quoique tous

les hommes aiment la vérité, la plupart s'arrêtent à ce qui n'en a que l'apparence ; leur efprit pareffeux fe refufe à tout ce qui pourroit les conduire plus loin, & nous cédons fans peine à ceux qui, en flatant notre erreur, nous difpenfent des peines qu'il faudroit prendre pour en fortir. Jugez par-là, Madame, de l'impreffion qu'a dû faire fur des efprits prévenus l'autorité de ce Philofophe. Ne nous laiffons pas néantmoins entraîner par le torrent, rendons à l'efprit & au favoir du P. Mallebranche tout le refpect qui leur eft dû, publions avec reconnoiffance, qu'il a fu tirer la Métaphyfique de l'obfcurité & du jargon de l'Ecole : mais en même-tems fuivons fes leçons & fes exemples, méditons fur la vérité, ne cédons qu'à elle feule. Ainfi, Madame, en combattant même le P. Mallebranche, nous ne cefferons pas d'être les difciples de ce grand homme.

Pour prouver l'action de l'imagination de la mere fur le corps de l'enfant renfermé dans fon fein, le P. Mallebranche a vu la néceffité de prouver qu'il y avoit entre la mere & l'enfant une communication d'idées & de paffions. (Les enfans renfermés dans le fein de leur mere, dit ce Philofophe, doivent voir, doivent penfer comme elle ; car puifque l'air du vifage d'un homme paffionné fait impreffion fur ceux qui le regardent, quoique l'union de cet homme avec ceux qui le regardent ne foit pas fort grande, on a, ce femble, raifon de penfer que les meres font capables d'imprimer dans leurs en-

fans, les mêmes fentimens dont elles font touchées, & les mêmes
paffions dont elles font agitées.)

Que ce principe a d'étendue,
Madame! L'enfant renfermé dans le
fein de fa mere, eft donc fenfible à
l'efpérance, à la crainte, à la haine, à l'amour; il forme des defirs,
il participe aux épanchemens du
cœur, il cede à la paffion, il s'y livre. Ces conféquences ne devroient-
elles pas fuffire pour faire rejetter
le principe dont elles naiffent. Mais
réfpectons les vues théologiques du
P. Mallebranche, & ne nous atta-
chons qu'aux preuves de fon fentiment. Obfervez, je vous prie, Madame, que cet Auteur compare deux
cas qui n'ont entre eux aucune pari-
té : en parlant des nœuds qui nous
attachent aux autres hommes, &
de la liaifon qui eft entre la mere &

l'enfant, il abuse du terme d'union.
Que cette union est différente ! Nos
besoins, nos desirs, nos passions
nous lient aux autres hommes ; de-
là vient ce penchant à les imiter,
& à nous rendre propres leurs peines ou leurs plaisirs. Leurs regards,
l'état de leur visage sont des signes
expressifs de leurs pensées, nous les
connoissons ces pensées, nous les
comparons, & par la suite d'un rai-
sonnement rapide nous participons
aux passions qui les agitent

Telle est notre union avec les
autres hommes. De quelle nature
est celle qui existe entre la mere &
l'enfant renfermé dans son sein ? Une
union toute corporelle, où l'ame
ne peut avoir aucune part. L'enfant
enveloppé de plusieurs membranes,
est renfermé dans le sein de sa mere,
& n'y tient que par un long cordon
composé

composé de vaisseaux sanguins &
lymphatiques, appliqués & collés
par l'une de leurs extrémités au sein
de la mere, pour établir une circulation commune entre les deux.
On ne peut pas supposer que la
mere soit apperçue par son enfant ; qu'elle puisse le rendre attentif aux mouvemens que les passions
impriment sur son visage. Quel sera
donc le moyen de lui communiquer
ses pensées ? Aucun nerf ne passe de
la mere à l'enfant, il n'est uni à la
mere que par des vaisseaux sanguins ;
ces vaisseaux sont donc la seule voie
par laquelle cette communication
d'idées puisse être faite. Cela suppo-
sé, venons à l'application des principes que nous avons établis.

Une grappe de raisin a été présente aux yeux de la mere, la matiere subtile réfléchie de la surface

du raiſin, a comprimé dans le fond de ſes yeux les filets nerveux qui les tapiſſent ; les eſprits ont reflué vers le cerveau ; ils ont ébranlé une fibre nerveuſe ; & à l'occaſion de ce mouvement la mere a eu l'idée du raiſin. Vous ſavez, Madame, que pour exciter dans l'ame de l'enfant cette même idée qu'a eue la mere, il faut ébranler dans le cerveau de cet enfant une fibre nerveuſe qui réponde à celle, qui dans le cerveau de la mere a donné l'idée du raiſin. Il faut donc que les eſprits parviennent au cerveau de cet enfant avec une diſpoſition préciſément la même qu'ils avoient, lorſqu'à la préſence du raiſin, ils ont été repouſſés des yeux vers le cerveau de la mere. Nous avons vu que les vaiſſeaux ſanguins ſont l'unique voie par laquelle ces eſprits puiſſent paſſer de la mere à l'enfant. Examinons par quelle route ces efprits peuvent y parvenir. Ils doivent néceffairement être renvoyés du cerveau dans les mufcles ; là ils doivent prendre un mouvement particulier, fe mêler au fang, fe confondre avec toute la maffe des liqueurs, ne faire qu'un tout avec les autres parties du fang, circuler avec lui, fe divifer, & être enfin portés dans les vaiffeaux capillaires qui fe diftribuent dans le fein de la mere ; delà paffer dans ce cordon tortueux qui réunit l'enfant à la mere : après ces différens détours, ils parviennent à l'enfant : mais fuivant toujours le mouvement du fang, ils commencent une nouvelle circulation jufqu'à ce qu'enfin ils foient féparés du refte du fang par les couloirs deftinés à cette fonction, & placés dans le cerveau de l'enfant ;

E ij

peut-on penfer que ce liquide fpi-
ritueux, confondu fi long-tems avec
d'autres liquides fi différens par leur
nature , ait confervé fa premiere impreffion qui n'étoit qu'un mouvement progreffif vers une fibre du
cerveau de la mere ; or dès que ces
efprits ont dû néceffairement perdre
leur premiere modification , à l'occafion de laquelle ils avoient excité
dans la mere l'idée du raifin , ils ne
peuvent pas exciter dans le cerveau
de l'enfant le même ébranlement
& la même idée.

Toutes ces raifons , Madame ,
doivent vous paroître convaincan-
tes. Je ne vous les ai pourtant pas
préfentées dans toute leur force ;
j'ai fuppofé que toute cette portion
d'efprits qui avoit excité une idée
dans la mere , paffoit entierement
au cerveau de l'enfant ; & malgré

cette fuppofition la plus favorable qu'on puiffe defirer, je crois avoir prouvé qu'il ne peut y avoir entre la mere & l'enfant aucune communication d'idées. J'aurois pu foutenir, que de cette quantité déterminée d'efprits qui dans la mere ont excité l'idée du raifin, il n'en paffe prefque point dans le corps de l'enfant; les efprits confondus dans le fang, fe diffipent avec tant de facilité pendant une longue circulation, ils fe partagent dans un fi grand nombre d'arteres, que la portion deftinée à l'enfant, ne fauroit en être la millieme partie : qu'on decide après, s'il peut fubfifter dans ce refte d'efprits quelque trace de la premiere difpofition reçue dans les organes de la mere; en fuppofant même que ce qui refte de ces efprits, & qui a pu paffer avec le

E iij

fang dans le corps de l'enfant, foit féparé dans fon cerveau ; ce qui peut ne pas arriver.

Dès que cette détermination a été détruite, il eft impoffible qu'elle puiffe être rétablie dans le cerveau de l'enfant ; & le méchanifme qui excite la mémoire, ne peut avoir lieu dans cet enfant. Quelque ébranlement que les efprits excitaffent dans fon cerveau, il ne pourroit le rapporter à aucun objet extérieur, puifque fes fens n'ont jamais été frappés par ces objets. Toute idée d'objets extérieurs fuppofe un objet préfent, ou qui a été préfent ; l'enfant dans le fein de la mere ne peut donc avoir aucune de ces idées.

Mais quand nous fuppoferions qu'il peut avoir des idées, même des objets extérieurs indépendamment de la préfence de ces objets ; que l'ébranlement des fibres de fon cerveau affecte fon ame de la même maniere dont les objets s'offrent à notre mémoire , il n'en réfulteroit rien en faveur du pouvoir de l'imagination de la mere. Les efprits qui peuvent paffer du cerveau de la mere à celui de l'enfant , ayant nécef-fairement perdu leur premier mouvement , les idées de l'enfant ne pourroient être qu'excitées au hafard par le cours incertain des efprits répandus dans fon cerveau , elles n'auroient donc aucune liaifon avec les idées de la mere , & ne dépendroient en rien du pouvoir de fon imagination : il ne peut donc y avoir aucune communication d'idées entre la mere & l'enfant. J'ai tâché d'en donner des preuves ; je fouhaite qu'elles foient affez folides pour vous dédommager de la longueur de cette lettre. Je fuis , &c.

E iiij

VI. LETTRE.

Continuation de l'examen du système du P. Mallebranche ; nouvelles preuves sur l'impossibilité de la communication des idées entre la mere & l'enfant renfermé dans son sein.

PUISQUE vous êtes persuadée, Madame, qu'il ne peut y avoir aucune communication d'idées entre la mere & l'enfant renfermé dans son sein, je pourrois me dispenser d'entrer dans l'examen des raisons que rapporte le P. Mallebranche, pour soutenir son opinion : mais par ce silence je craindrois de manquer au respect dû à ce grand homme. Peut-être même que les raisons du P. Mallebranche ont plus de force

que je ne me le perfuade ; vous au-
rez la bonté d'en décider.

Il dit à la fuite du paffage que
j'ai cité, que (le corps de l'enfant eft
un même corps avec celui de la
mere ; ce font, dit-il, les mêmes efprits, le même fang ; les fentimens ,
& les paffions font les fuites naturelles du mouvement des efprits &
du fang : ces mouvemens fe communiquent néceffairement de la mere à
l'enfant ; donc les paffions , & les
fentimens , & généralement toutes
les penfées dont le corps eft l'occafion , font communes à la mere &
à l'enfant.) Il me femble , Madame, qu'on peut répondre folidement
au P. Mallebranche que l'enfant ,
quoique renfermé dans le fein de fa
mere , & nourri du même fang , n'eft
point un même corps avec elle.
L'ame de la mere ne peut pas exer-

cer fur le corps de cet enfant l'empire de fa volonté; elle ne remuera pas à fon gré, la jambe, ou le bras de cet enfant, elle ne le fixera point dans le repos ; cet enfant a fes organes propres , il a fon ame, il n'eft qu'appliqué au fein de la mere, dont il reçoit la nourriture , comme une plante la reçoit de la terre , & en ce fens l'enfant & la mere ne forment pas plus un même corps , que la plante & la terre qui la nourrit.

Mais paffons cette fuppofition au P. Mallebranche ; convenons pour un moment que les paffions & les fentimens font les fuites du mouvement des efprits & du fang, il faudra toujours revenir au principe inconteftable, que chaque objet fait dans notre cerveau une impreffion qui lui eft propre, qui le caractérife,

& le diftingue de tout autre ; donc en difant que les fentimens & les paffions font les fuites naturelles du mouvement des efprits & du fang, il ne faut pas perdre de vue que chaque fentiment dépend d'un mouvement particulier. Dès-lors il ne fuffira pas de dire que les efprits & le fang fe communiquent de la mere à l'enfant, il faudra prouver que ce mouvement des efprits & du fang, qui avec une détermination particuliere a produit dans la mere une idée, un fentiment, une paffion, fubfifte le même, lorfqu'après cette longue circulation des liqueurs, ce mélange, cette diffipation des parties, il parvient enfin au cerveau de l'enfant, ce qui me paroît impoffible.

Je puis donc le dire, Madame, il paroît démontré que la mere ne peut communiquer à l'enfant renfermé dans son sein les idées dont elle est frappée à la présence des objets extérieurs ; & comme il n'est point de passion qui ne suppose une idée, la mere ne peut pas par conséquent lui communiquer les passions dont elle est agitée. Je dis plus, Madame, elle ne pourroit pas lui communiquer ses passions, quand même elle lui communiqueroit l'idée des objets. Consultons notre propre expérience ; le moindre vice local dans les organes de nos sens, la moindre distraction empêche qu'à l'occasion d'un même objet nous n'éprouvions la même impression que sa présence avoit produite sur nous dans d'autres circonstances ; & indépendamment de tout vice local, & de toute distraction, deux personnes n'ont pas le même sentiment à l'occasion d'un même objet, il n'en résulte pas dans toutes les deux la même paſſion; cela vient, comme nous l'avons dit ailleurs, non de la différence de nos ames, elles ſont égales dans tous les hommes, & dans tous les tems, mais de celle de notre cerveau : tous les cerveaux ne ſont pas montés à l'uniſſon. Or je ne penſe pas qu'on voulût ſoutenir que la diſpoſition du cerveau de la mere ſoit ſemblable à la diſpoſition du cerveau de l'enfant. L'état des enfans ſemble même nous perſuader que la partie du cerveau deſtinée aux opérations de l'ame, eſt celle dont les progrès ſont les plus tardifs. Quelle prodigieuſe différence, entre les perceptions de l'enfance, & celles de l'âge viril ; quelle différence encore plus grande, ſi l'on porte la comparaiſon juſqu'à l'enfant qui vient de naître. Jugez par-là, Madame, de l'état de l'enfant renfermé dans le sein de sa mere. Dans un état si imparfait, si peu susceptible d'impressions, quelle proportion, quelle ressemblance trouvera-t-on entre l'enfant & la mere ?

Après cela que devient la comparaison qu'emprunte le P. Mallebranche, pour étayer son sentiment? (L'expérience nous apprend, dit-il, que lorsque nous considérons quelqu'un que l'on frappe rudement ou qui a quelque plaie, les esprits se transportent avec effort dans les parties de notre corps qui répondent à celles que l'on voit blesser.) Plusieurs personnes, il est vrai, Madame, sont saisies d'étonnement & d'effroi à la vue d'une plaie. Le désir de notre conservation est si profondément gravé en nous, que tout ce qui nous présente une image des

maux que nous avons à craindre,
faiſit nos eſprits, les agite & les
trouble. De-là viennent ces mouvemens involontaires, cette pâleur,
ces évanouiſſemens, qui quelquefois ſuivent la compaſſion ou la
crainte. Cette crainte, cette horreur du mal produiſent dans quelques perſonnes un ſi grand effet,
qu'elles les jettent dans un excès
d'étonnement ſemblable à un délire
pendant lequel elles croient éprou-
ver elles - mêmes ce qui n'eſt que
préſent à leurs yeux. Mais après
tout, que pourroit-on conclurre de
cette ſuppoſition ? l'enfant, comme
je crois l'avoir prouvé, Madame,
ne peut pas avoir les mêmes idées
que la mere, il n'eſt point affecté
des paſſions qu'elle éprouve. Dès
ce moment tout le ſyſteme eſt ren-

verſé, & rien ne peut favoriſer le ſyſteme de ce prétendu pouvoir de l'imagination. Mais en ſuppoſant que cette communication d'idées fût auſſi vraie, auſſi conſtante, que je crois avoir prouvé qu'elle eſt fauſſe, je ne vois pas quelle conſé-quence on pourroit en tirer en fa-veur du pouvoir de l'imagination des meres. Quand on ſuppoſeroit, en ef-fet, qu'un enfant participe aux ſen-timens de cette mere, dans le ſein de laquelle il eſt renfermé ; qu'il s'attendrit comme elle à la vue d'u-ne plaie, ou qu'il ſe paſſionne à la préſence de tout autre objet ; ja-mais le cours des eſprits qui auroit excité dans la mere & dans l'en-fant la même idée, ne pourroit gra-ver ſur le corps de cet enfant la fi-gure déterminée de l'objet qui au-

roit

roit excité l'idée : mais je renvoie cette discussion à une autre Lettre. Je craindrois de fatiguer votre attention. Je suis, &c.

F

VII· LETTRE·

Quand on supposeroit une communication d'idées entre la Mere & l'Enfant renfermé dans son sein, la figure de l'objet apperçu par la Mere, ne pourroit pas être gravée sur le corps de l'Enfant.

LE P. Mallebranche avoit raison, Madame, de supposer & de chercher à prouver la communication des idées entre la mere & l'enfant : si cette communication n'existe point, tous les accidens qui surviennent sur le corps de l'enfant ne peuvent être l'effet du pouvoir de l'imagination de la mere. Aussi ai-je cru, Madame, devoir combattre de toutes mes forces cette

communication d'idées. Si vous jugez que j'ai réuffi, le fyfteme eft
déja renverfé : quoi qu'il en foit,
j'ajoute encore qu'en fuppofant même cette communication d'idées,
le fyfteme du pouvoir de l'imagination ne pourroit fubfifter ; que jamais les efprits qui auroient excité
dans l'ame de la mere & de l'enfant
une même idée, un même fentiment, une même paffion, ne fau-
roient graver fur le corps de cet
enfant la figure de l'objet qui auroit
excité cette idée, ce fentiment,
cette paffion ; je vais tâcher de prouver cette nouvelle propofition. L'i-
magination de la mere ne pourroit
graver la figure d'un objet fur le
corps de l'enfant que par le moyen
du fang ou des efprits : pour la graver par le moyen du fang, il faudroit que le mouvement général de

F ij

la maffe du fang , & le mouvement particulier des parties dont il eft compofé , fût foumis à l'empire de notre ame. La raifon & l'expérience nous démontrent le contraire. Notre fang circule , les parties dont il eft compofé fe féparent , fe réuniffent, fe diftribuent ; les parties de notre corps en font nourries & prennent leur accroiffement ; elles en font privées & dépériffent indépendamment de notre volonté. L'imagination de la mere eft également impuiffante à l'égard du fang qui paffe au corps de l'enfant ; elle ne fauroit en régler ni le mouvement, ni la quantité, elle ne fauroit empêcher le paffage des parties du fang qui portent à cet enfant la maladie ou la mort : il faut que tout fuive les loix d'une circulation purement méchanique. L'imagination de la mere ne peut donc employer le sang comme un moyen pour graver sur le corps des enfans la figure des objets qui l'ont frappée.

Ce ne peut être non plus par le moyen des esprits. Vous en reconnoîtrez l'impossibilité, Madame, si je puis vous prouver que les objets qui frappent notre ame par le moyen de nos sens ne sont point dessinés & peints dans le cerveau comme sur une toile ; & quand même on supposeroit contre toute sorte de raison qu'un objet dessiné & peint dans le cerveau de la mere l'est aussi dans le cerveau de l'enfant, la figure de cet objet ne sauroit être représentée sur une partie extérieure de l'enfant en conséquence de l'idée excitée par cet objet dans l'ame de la mere & dans celle de l'enfant : mais avant d'entrer dans le détail des preuves, il eſt néceſſaire de remarquer, que les objets ne ſe montrent à nos yeux que par leurs ſurfaces, & ne donnent à notre ame aucune connoiſſance de l'arrangement intérieur de leurs parties. Une femme enceinte peut connoître la figure extérieure d'un fruit tel qu'une mûre, ou une groſeille : mais elle ne connoîtra ni le nombre, ni la variété, ni la diſpoſition de leurs parties ; & quand on ſuppoſeroit que l'imagination de la mere peut graver ſur le corps de l'enfant la figure des objets qui l'ont frappée, cette ſuppoſition ne pourroit s'étendre qu'aux objets qui ont pu la frapper, & par conſéquent aux ſeules ſurfaces des corps préſens à ſes yeux. Nous pourrons employer ailleurs toutes les conſéquences qui réſultent de cette obſervation : une seule nous suffit aujourd'hui ; c'est que nous n'avons à examiner que l'impression faite sur nos sens par les surfaces des corps.

Nous l'avons remarqué plus d'une fois, Madame, & je suis forcé de le répéter ; les surfaces des corps réfléchissent vers nos yeux une matiere subtile qui pénétrant la prunelle comprime le nerf qui tapisse le fond de l'œil, & fait refluer les esprits vers le cerveau, ces esprits s'échappent des tuyaux qui les contenoient, & vont faire trémousser des fibres nerveuses qu'ils rencontrent dans le cerveau. Dans tout ce méchanisme, Madame, on ne peut appercevoir qu'un changement dans la détermination du mouvement des esprits, plus ou moins grand selon la force de la compression faite par la matiere subtile sur l'extrémité de la fibre nerveuse qui les contenoit. Or ce mouvement peut-il deſſiner un objet, en peindre les couleurs ; peut-il rendre les parties intérieures de la ſurface du cerveau ſemblables à la ſurface des corps qui ont frappé la vue ? cela ne pourroit être exécuté qu'en deux manieres : ou il faudroit que ces eſprits chargés des couleurs des objets s'appliquaſſent ſucceſſivement dans la proportion du deſſein ſur quelques parties du cerveau; ou ils devroient, par leurs mouvement, altérer la ſubſtance du cerveau, changer la combinaiſon de ſes parties, former des ſurfaces nouvelles, les colorer par un mélange des diverſes parties du ſang, enſorte qu'elles repréſentaſſent la figure de l'objet apperçu : l'un & l'autre eſt impoſſible ; les eſprits ne

ſont

font pas fufceptibles de ces différentes couleurs. C'eſt un liquide pur
qui changeroit de nature par le mélange des corps étrangers ; d'ailleurs la matiere fubtile qui les fait
refluer vers le cerveau, s'arrête à
la furface de la fibre qui les contient, & n'agit fur eux qu'autant
qu'elle comprime cette fibre ; cette
matiere ne peut fe meler avec les
efprits contenus dans la fibre nerveuſe, elle ne pourroit donc colorer
les efprits, quand même on vou-
droit fuppofer qu'elle eſt colorée.

Ces efprits refluent dans un tuyau
qu'ils rempliffent, & s'échappent
de ce tuyau par une ligne droite.
Ce mouvement ne peut les déterminer à s'appliquer diverfement à
une furface, pour y tracer le deffein d'un objet & le colorer felon
fes diverfes nuances.

G

Il y a encore moins d'apparence que ces efprits repouffés du fond de l'œil puiffent altérer l'arrangement des parties du cerveau, & y former des furfaces nouvelles. La fubftance du cerveau n'eft pas fufceptible de tous ces changemens ; & en fût-elle fufceptible, un mouvement direct des efprits ne fauroit le produire. Suppofez un tuyau rempli d'eau, comprimez-le à l'une de fes extrémités, de quelque nature que foit la compreffion, quelque forme extérieure que vous fuppofiez dans le corps qui comprimera ce tuyau, vous chafferez toujours par l'autre extrémité une partie de l'eau qu'il contenoit, & elle s'échappera par une ligne droite incapable de former aucune figure déterminée & qui ait la moindre reffemblance avec celle du corps qui a fait la compreffion.

Les objets extérieurs ne peuvent donc imprimer fur notre cerveau aucune peinture de l'objet préfent à nos yeux. Cette opération eft inutile pour notre ame qui étant toute fpirituelle, & ne pouvant être affectée que par une loi furnaturelle, n'a befoin, pour concevoir l'idée des corps, d'aucune peinture dans notre cerveau. D'ailleurs s'il étoit néceffaire que l'image des objets fût deffinée fur la fubftance du cerveau lorfque l'ame les apperçoit, la mémoire ne pourroit jamais les lui repréfenter, puifque rien ne pourroit, en l'abfence des objets, rendre aux efprits répandus dans le cerveau, ces couleurs ou ces mouvemens fi combinés qui feroient néceffaires pour deffiner les furfaces des corps. Au lieu qu'en attachant l'idée au feul mou-

G ij

vement des fibres, il eſt aiſé de comprendre que la ſeule agitation des eſprits dans le cerveau ſuffit pour y réveiller des idées.

Mais ſuppoſons, Madame, puiſque je m'y ſuis engagé, que les objets extérieurs tracent une image dans le cerveau de la mere : ſuppoſons encore, malgré toute vraiſemblance, que ces eſprits qui ont tracé cette image ſont tranſportés avec les mêmes modifications qu'ils ont reçues dans les organes de la mere, juſqu'au cerveau de l'enfant; qu'ils peuvent y deſſiner & y peindre l'objet apperçu par la mere ; il n'en réſulteroit jamais qu'ils puſſent deſſiner le même objet ſur les parties extérieures de l'enfant, parce que tout le pouvoir de notre ame ne ſauroit donner à aucune partie des eſprits un mouvement qui les

portât fur notre peau plutôt que
dans une autre partie ; rien n'eſt
foumis à fon pouvoir que l'action
des parties qui fervent au mouvement. Mais je veux que ces eſprits
y ſoient tranſportés : ils ne pourront y arriver dans le même ordre
qu'ils ont été pouſſés vers le cerveau, ils y rencontreront un arrangement de parties totalement dif-
férent de celui du cerveau ; dès-
lors tout le méchaniſme eſt renverſé, & le concours des circonſtances
qui ont pu produire dans le cerveau
le permier effet, ne ſauroit jamais
ſe trouver fur la furface du corps.

Mais encore une fois, Madame,
quand il y auroit une communication d'idées entre la mere & l'enfant,
quand une idée ſeroit excitée par
une image colorée de l'objet, tracée
dans le cerveau ; puiſqu'en conſé-

G iij

quence de cette idée les parties extérieures du corps de la mere ne reçoivent pas une impreſſion qui en change le tiſſu, & repréſente l'objet de cette idée ; la figure de ce même objet ne pourra auſſi être tracée ſur le corps de l'enfant, en conſéquence de l'idée qui lui aura été communiquée. Envain allegueroit-on la différence qui ſe trouve entre le tiſſu & la force des parties de l'un & de l'autre. La même foibleſſe qui ſe trouve dans les parties extérieures du corps de l'enfant, ſe trouve dans ſon cerveau. Ses ſenſations ſont proportionnées à cette foibleſſe, comme elles le ſont dans la mere, à la force & au reſſort des fibres de ſon cerveau ; les paſſions & tous les divers mouvemens qu'elles peuvent occaſionner dans les eſprits, ſeront donc dans la mere &

dans l'enfant proportionnés à ces différens degrés de folidité : ce que les paffions ne produiront pas dans la mere à raifon de la réfiftance des fibres de fon corps, elles ne pourront le produire fur les parties extérieures de l'enfant, parce que la réfiftance de fes fibres, quoique foible, eft proportionnée à l'action des efprits.

L'imagination de la mere ne peut donc rien peindre fur le corps des enfans. Oferois-je me flater, Madame, de vous en avoir convaincue ? Je fuis, &c.

G iiij

VIII· LETTRE.

L'imagination de la Mere ne peut point ajouter de nouvelles parties au corps de l'Enfant, ni détruire celles qui font déja formées ; elle ne peut pas les transformer en celles d'un autre animal.

L'IMAGINATION de la mere peut-elle ajouter au corps de l'enfant de nouvelles parties ; peut - elle effa-cer & détruire celles qui font déja formées ; peut-elle transformer les parties de l'enfant en celles d'un autre animal ? C'eft à ces trois quef-tions, Madame, que fe réduit vo-tre derniere Lettre ; & je conviens que l'examen en eft d'autant plus néceffaire qu'elles font partie du préjugé que j'ai entrepris de combattre. Qu'un enfant soit né privé de quelques doigts, c'eſt, dit-on, parce que la mere a été frappée à la vue d'une patte d'écreviſſe ; la rencontre d'un manchot a été cauſe qu'un enfant eſt né ſans main : on a entendu parler d'un monſtre à pluſieurs têtes ; l'imagination de la mere a fait croître une ſeconde tête ſur le corps de l'enfant. Enfin la rencontre imprévue d'un animal qui a excité dans une femme enceinte la ſurpriſe & l'horreur, a donné à l'enfant une figure reſſemblante à cet animal.

Je pourrois, Madame, répéter ici tout ce que j'ai dit juſqu'à préſent ſur l'impoſſibilité de la communication des idées entre la mere & l'enfant, & la queſtion ſeroit décidée contre le pouvoir de l'imagination : je vais fuivre une autre route. Je fuppofe que l'imagination de la mere peut tracer fur le corps des enfans la figure des objets qui l'ont frappée ; fon pouvoir fera néceffairement borné à repréfenter ceux dont elle peut avoir l'idée. J'ai dit dans ma précédente Lettre, qu'elle ne peut connoître que les furfaces des corps, qu'elle n'a & qu'elle ne peut avoir aucune connoiffance de l'arrangement intérieur des parties, de leurs liaifons, & de leurs rapports. Les parties ajoutées au corps de l'enfant ont cet arrangement intérieur que la mere n'a pu connoître : l'imagination de cette mere auroit donc produit ce qu'elle ne connoît pas, ce qui ne l'a jamais frappée, & dont elle n'a ni ne peut avoir aucune idée, ce qui me paroît abfolument

impoſſible. Ces parties ſont orga-
niſées, elles ont une forme & un
arrangement intérieur ſemblable à
celui des autres parties de l'enfant,
elles doivent donc avoir la même
origine. La mere qui ne ſauroit,
par l'effort de ſon imagination,
créer un enfant, ne ſauroit, par ce
même effort, en créer la moindre
partie. Mais peut-elle effacer & détruire celles qui ſont déja formées ?
Si la mere pouvoit, par l'effort de
ſon imagination, détruire une partie d'un corps, elle pourroit, par
le même effort de l'imagination,
détruire un corps entier : combien
alors les remors & la honte ſeroient - ils efficaces pour garantir
l'honneur ? Ne ſoyez pas ſurpriſe,
Madame, s'ils ſont impuiſſans malgré toute leur violence ; une partie du corps ne peut être détruite

que par la privation de nourriture ;
alors elle languit, se desseche & s'ef-
face. Pour que l'imagination de la
mere pût opérer cette privation de
nourriture, il faudroit que la distri-
bution de la nourriture fût du res-
sort de notre ame. Il est démontré
que la nutrition se fait indépendamment de notre volonté ; qu'elle
n'est point soumise à notre imagination. Quand on supposeroit donc
contre toute expérience , que l'ame
de la mere peut diriger à son gré
les mouvemens de l'enfant; à quelque degré de vivacité que l'imagination de la mere puisse être portée , elle ne pourra jamais priver
de nourriture une partie du corps
de l'enfant renfermé dans son sein.
Quelqu'objet qui l'ait frappé , toutes les parties du corps de l'enfant
croîtront également , si elles y sont

également difposées. Quant à la mé-
tamorphofe des parties d'un enfant
en celles d'un autre animal, s'il eft
vrai qu'il y en ait eu quelque exemple,
elle n'a jamais pu être l'effet de l'i-
magination. Pour produire ce changement, il faudroit détruire des parties qui exiftent ; vous venez de
voir que l'imagination n'a pas ce
pouvoir. Il faudroit leur fubftituer
des parties que la mere ne connoît
ni ne peut connoître ; elle ne peut
repréfenter ce qu'elle ne connoît
pas : tout animal fuppofe un germe
créé & fécondé ; la création d'un
germe, & fa fécondation, ne peuvent être l'effet de l'imagination.

Joignez ces raifons, Madame, à
ce que j'ai eu l'honneur de vous dire
de l'impoffibilité où eft la mere de
communiquer à l'enfant renfermé
dans fon fein, fes idées, fes terreurs

& ſes paſſions, de mouvoir à ſon gré le ſang & les parties qui le compoſent, & j'eſpere qu'alors il ne vous reſtera aucun doute. Je ſuis, &c.

IX. LETTRE.

*L'imagination de la Mere peut-elle, par
une espece de sympathie, agir sur
le corps de l'Enfant renfermé
dans son sein ?*

JE connois la justesse de votre
esprit, Madame, & j'ai toujours es-
péré de vous convaincre que le
pouvoir de l'imagination des meres
n'étoit qu'un faux préjugé. Si jusqu'ici vous y avez été attachée ;
c'est faute d'avoir pu examiner :
cette erreur n'étoit dépendante
d'aucun systeme. Tel est l'avantage
que l'on trouve dans l'esprit des
Dames ; dès que les conduisant de
principe en principe, on leur fait
entrevoir le vrai, il n'est point de

préjugé qu'elles n'abandonnent.

Tout le monde , Madame , n'est pas également sensible à la raison , & vous trouveriez des personnes qui , malgré les preuves que nous avons rapportées , vous répondroient qu'elles ne savent pas comment cette imagination peut agir ; & que c'est peut-être par une espece de sympathie.

Le mot de sympathie n'est dans la bouche de ces personnes qu'un terme vague ; déterminons - en le sens.

La sympathie entre les hommes, doit être considérée ou dans l'objet qui excite la sympathie, ou dans celui qui en éprouve le pouvoir : dans l'objet c'est une disposition , un arrangement de parties capable d'exciter dans notre ame un sentiment vif, agréable; dans celui qui éprouve ve le pouvoir de la sympathie , elle consiste dans un mouvement rapide par lequel nous sommes portés vers l'objet qui a fait en nous cette agréable impression, & qui est devenu le but de nos desirs & de notre affection. J'ai tâché , Madame , de vous donner une idée de la source de cette sympathie en comparant l'impression des objets extérieurs sur notre ame , aux accords formés sur un clavecin. La taille , les traits , les regards d'une personne nous frappent agréablement dans le premier instant que nous l'appercevons ; quelqu'effet qu'elle ait produit en nous , nous ne pouvons l'avoir vue que par le même méchanisme qui nous fait voir les autres objets , c'est-à-dire , par des impressions commencées au fond de notre œil , & terminées au mouve-

H

ment des fibres du cerveau. Ce mouvement a excité en nous une idée combinée de plusieurs qualités dans lesquelles nous espérons trouver notre utilité, notre plaisir : motifs puissans pour animer notre amour propre, & nous faire avidement rechercher cet objet. Consultez ceux qui ont éprouvé ce qu'on appelle sympathie, demandez-leur par quel pouvoir ils ont été si rapidement entraînés ; ils ont apperçu au premier coup d'œil dans l'un, un air de douceur, de bonté, de complaisance ; dans l'autre, un caractere d'esprit, d'enjouement, de vivacité ; ils vous rapportent en détail ce qu'ils ont senti dans un instant ; ils vous disent de quels tons l'accord étoit formé.

Il est évident, Madame, que l'imagination de la mere ne peut agir sur le corps de l'enfant par cette espece de sympathie ; & son effet, s'il pouvoit en produire quelqu'un, se termineroit à lui inspirer l'amour ou la haine : je n'y vois aucune action qui puisse peindre des objets sur le corps de l'enfant.

Mais comme on peut abuser des termes, & appeller sympathie entre différens corps inanimés une espece de rapports & de convenances dans la disposition de leurs parties, en conséquence de laquelle ils s'attirent & s'unissent facilement ; si on attribuoit le pouvoir de l'imagination à cette espece de sympathie, il faudroit supposer en même-tems , que quelques parties du corps de l'enfant seroient disposées de maniere qu'elles pourroient attirer les esprits qui ont excité l'idée , sans qu'ils perdissent ce mouvement que les objets extérieurs ont occafionné : cette fuppofition eſt abſurde ; mais le même mouvement des eſprits dût-il ſubſiſter après leur paſſage au travers de toute la maſſe du ſang , ce ne ſeroit jamais qu'un mouvement direct & deſtiné à l'ébranlement d'une fibre nerveuſe. Il ne peint point d'image dans le cerveau ; quand il en peindroit , il ne ſauroit produire le même effet ſur la peau , par la différence qu'il y a entre la ſubſtance de la peau & celle du cerveau. Mais enfin quand même tous ces effets ſeroient poſſibles , s'il faut , pour les déterminer , ſuppoſer dans l'une des parties du corps de l'enfant une diſpoſition indépendante de l'imagination de la mere ; ce ne ſera donc pas au pouvoir de cette imagination qu'il faudra attribuer l'impreſſion qui paroîtra fur la peau de l'enfant.

Tel eft , Madame , le fyfteme du pouvoir de l'imagination. On ne fauroit trouver en fa faveur la moindre preuve, tout concourt au contraire à en montrer le faux. Concluons donc encore une fois , Madame , que l'imagination de la mere ne fauroit peindre fur le corps de l'enfant renfermé dans fon fein la figure des objets qui l'ont frappée. Je fuis , &c.

X. LETTRE.

Quelle est la cause de ces accidens bi-
sarres, attribués au pouvoir de l'i-
magination des Femmes enceintes ?
Analogie entre les animaux & les
végétaux : ils naissent tous d'un ger-
me qui en contient toutes les parties.

J'Ai eu l'honneur de vous le dire,
Madame, dans l'une de mes premieres lettres ; ces accidens bisarres,
que mal-à-propos on attribue à l'i-
magination des meres, sont presque tous les suites du méchanisme
qui opere la fécondation des germes. J'ai ajouté que les loix de ce
méchanisme étoient communes à
tous les animaux, & à tout ce qui
végete : si cette analogie est aussi

vraie , auffi conftante que je le fuppofe ; fi tout eft fecondé , fi tout fe
nourrit , & prend l'accroiffement ,
felon les loix du même méchanifme , on découvrira par-tout les mêmes accidens , les mêmes bifarre-
ries ; & dès-lors , comme il n'y aura
qu'un feul & même principe pour
expliquer la fécondation & l'accroiffement des animaux & des plantes ,
il ne pourra auffi y en avoir qu'un
feul pour expliquer les faits accidentels à cette fécondation & à cet
accroiffement. Tout deviendra fimple , tout deviendra méchanique.
Hâtons-nous , Madame , d'entrer
dans un examen , qui nous promet
la découverte de la vérité.

Ces chênes , ces tilleuls qui forment votre Parc , vos arbuftes , vos
légumes , en un mot , tout ce que
vous pouvez imaginer d'arbres &

de plantes , ont tous été renfermés dans leurs graines. Cette verdure qui renaît chaque printems , ces fleurs qui dans cette agréable saison décorent vos prairies , & amusent vos regards , ces fruits qui dans vos vergers succedent aux fleurs ; tout n'est qu'un développement successif des parties renfermées dans cette graine. Elles ont dû y exister en petit , elles y étoient affaissées l'une sur l'autre.

A combien de variations n'eussent pas été sujettes les productions de la nature , si chaque espece d'arbres & de plantes n'avoit pas été constamment déterminée par une premiere organisation? Eût-il jamais été certain que d'un chêne il provînt un chêne , si le chêne qui devoit succéder , n'eût été renfermé en petit dans le gland ; s'il n'y eût eu un assemblage de parties solides,

qui

qui en se développant d'une maniere réguliere & uniforme, fixât la forme & la figure du chêne ? Livrer la propagation d'une espece d'arbres & de plantes à la rencontre fortuite de certains corps, ç'eût été l'exposer à dégénérer sans cesse, & à changer totalement. Il a donc été indispensable que pour la formation de tout corps organisé, c'est-à-dire, de tout corps qui conserve une figure constante, réguliere, & différente de celle de tout autre corps, il y eût un germe qui en contînt toutes les parties ; cette conséquence s'étend sur tout ce qui respire, comme sur tout ce qui végete : les végetaux naissent d'une graine, les animaux naissent d'un œuf. Les générations qui sont sous nos yeux, ont servi à décider de celles qui se dérobent à nos regards. La simplicité de la nature est devenue la regle des principes de la Physique. Un très-grand nombre d'animaux naissent d'un œuf ; ç'a été une raison pour croire que les vivipares étoient dans leur origine également renfermés en petit dans quelque substance qui a été appellée un œuf ; la différence des formes extérieures n'a pas fait varier sur le fond de la chose : toutes les formes des graines ne sont pas les mêmes , toutes celles des œufs ne le sont pas aussi ; il suffit que les graines & les œufs contiennent, permettez-moi ce terme , la premiere architecture de la plante , ou de l'animal ; c'est là le point essentiel , c'est en cela qu'ils se ressemblent , c'est par ce moyen commun entre eux , que chaque genre , que chaque espece se soutient ; c'est le seul par lequel ils puiſſent ſe ſoutenir : il n'y a donc entre eux aucune différence eſſentielle pour le fond.

Tels ſont, Madame, les premiers traits de reſſemblance qu'on ſuppoſe entre les animaux & les plantes ; s'ils vous paroiſſent ſenſibles, la ſuite de cette analogie vous offrira peu de difficultés.

XI. LETTRE.

Si les Insectes & les Mousses naissent d'un Germe ?

LA naissance de ces Insectes dont vous me parlez, Madame, ne forme point une objection contre le principe que j'ai eu l'honneur de vous proposer. S'ils naissent dans des eaux bourbeuses, ils n'en sont pas pour cela produits au hasard, par la corruption des eaux & des matieres qu'elles renferment. Ces lieux sont propres à les faire éclorre, & à nourrir, si j'ose le dire ainsi, leur premiere enfance : mais ils y naissent d'un œuf comme tous les autres animaux ; il a existé un pre-

mier germe, qui contenant en petit toutes les parties de l'insecte, a
fixé son genre, son espece, d'une
maniere invariable. Ces insectes si
peu connus autrefois, & si mépri-
sés par cette raison, sont distribués
en un nombre prodigieux d'especes ; chaque espece a sa forme, son
caractere qui la distingue ; forme
constante & invariable, & par conséquent dépendante d'un premier
germe. Ne regardez donc plus, Madame, cette foule d'insectes comme
un vil amas de corruption : graces à
un Philosophe attentif, clairvoyant,
judicieux, infatigable, ce sont des
peuples nouveaux, des peuples in-
nombrables, qui ont leurs mœurs,
leurs loix, leurs coutumes ; ce sont
pour nous comme de nouvelles ri-
chesses répandues dans l'univers.

Les yeux seuls, ou les yeux ai-

dés du microfcope, peuvent connoître cette organifation extérieure
qui diftingue les infectes entre eux.
Si l'intérieure échappe à nos yeux,
la raifon y fupplée. Elle juge de la
diverfité de leurs vifceres par la variété de leurs alimens ; l'un armé
d'une trompe, va chercher fa nourriture dans le fuc des fleurs : l'autre
ne fe nourrit que des feuilles qu'il
ronge ; d'autres ne vivent que de
limon. Je ne finirois pas, Madame,
fi je voulois entrer dans le détail de
la nourriture des infectes : chacun a
la fienne, dès-lors chacun doit avoir
une différence effentielle dans l'état
de fes vifceres.

Que n'aurois-je pas à vous dire
fur l'organifation de leur cerveau !
Quelle variété ne doit-on pas y fuppofer, en voyant dans chaque ef-
pece d'infectes, leurs penchans, leurs

travaux, leur police ! Déterminés
par une organisation singuliere, &
propre à chaque espece, ils ont toujours les mêmes idées, les mêmes
vues, ils tendent au même but : l'e-
xemple des différentes especes n'ap-
porte chez les autres aucun changement ; jamais le moucheron n'a imi-
té l'abeille ; chacun en un mot est
borné à son ordre, à sa regle ; &
comme on ne peut pas supposer
qu'ils aient l'usage de la raison, il
faut croire qu'ils sont guidés par une
organisation particuliere. Pour que
cette organisation subsistât toujours
la même, il a donc fallu que, semblables aux autres animaux, les insectes naquissent d'un germe qui contînt en petit toutes leurs parties.

Il en est de même de ces mousses
qui naissent sur l'écorce des arbres,
ou dans des lieux humides. Vous

ne devez pas, Madame, les regarder comme un effet de la tranfpira-
tion des corps. Confultez nos maîtres en botanique, ils vous diront
que ce font des vraies plantes; le microfcope les leur repréfentant fous
des grandeurs fenfibles, ils les connoiffent, & ils les diftinguent entre
elles, comme nous diftinguons les
ormes & les tilleuls; ils vous diront
que, femblables à la fougere, leurs
feuilles font chargées d'une pouffie-
re legere, qui eft une véritable graine. Le vent l'emporte, & la dépo-
fe fur des lieux humides, c'eft de
ce germe que naiffent toutes ces
mouffes; ainfi, Madame, prenez une
autre idée des mouffes, & fur-tout ne
méprifez pas les infectes. Je fuis, &c.

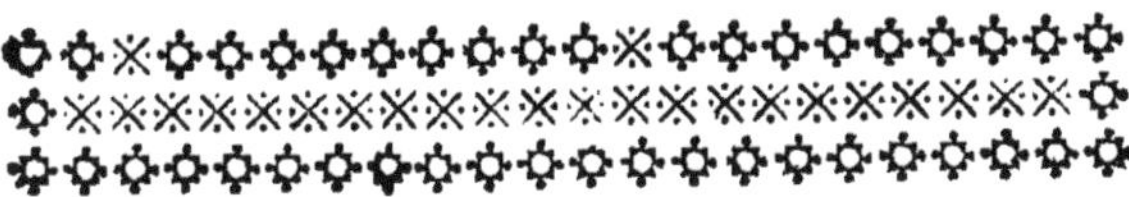

XII. LETTRE.

Méchanisme de la fécondation des Germes.

VOUS voilà donc, Madame, re-
conciliée avec les insectes ; pourquoi
ne parviendriez-vous pas à les ai-
mer ? Il en est quelques-uns qui pourroient amuser votre loisir, exciter,
satisfaire votre curiosité, & multi-
plier agréablement vos occupations
champêtres. On ne sauroit trop les
varier ; l'œil & l'esprit languissent
dans l'uniformité. Un parterre seroit
bien tôt ennuyeux, s'il n'étoit orné
de différentes fleurs. Je voudrois
pouvoir mettre la même variété
dans mes lettres : mais n'en est-ce
point une de passer d'une connois-

fance à l'autre ? Nous avons vu tout ce qui végete, tout ce qui refpire renfermé fans vie, fans action dans un très-petit efpace, dans un germe ; tout y exifte, rien n'y paroît diftingué. Animons tous ces êtres, fécondons ces graines & ces œufs, couvrons les campagnes de plantes & d'arbriffeaux, peuplons l'air, la terre, & les eaux. Nous le pouvons à peu de frais : il n'eft queftion que de faire paffer dans ce premier germe un liquide, qui en fouleve légerement les parois, en dilate les vaiffeaux, & facilite l'entrée à un fuc plus groffier & plus abondant, qui augmentant chaque jour la premiere dilatation, nourriffe, & faffe croître tous ces êtres.

C'eft en cela feul, Madame, que confifte tout le méchanifme de ce qu'on appelle fécondation des germes. Ils contiennent toute la plante, ou tout l'animal : mais les parties de ces différens corps sont si affaissées l'une sur l'autre, qu'elles ne sauroient en cet état donner entrée à un liquide assez abondant, & assez actif pour les étendre, & les développer entierement ; il faut qu'elles y soient disposées : il faut faire, pour ainsi dire, un peu de jour entre les parois, & dans le canal des petits vaisseaux ; il faut qu'un très-petit coin facilite l'entrée d'un coin plus considérable. Ce premier effort est l'ouvrage de la fécondation : un suc très-delié s'insinue, pénetre les vaisseaux destinés à former les fibres ligneuses, les feuilles, les fleurs, les fruits, en un mot l'arbre entier. Alors ce germe disposé par cette premiere dilatation, à recevoir des sucs plus grossiers, & capables d'un grand effort, se développe successivement, & prend enfin l'accroissement propre à son espece.

Je n'ai suivi ce détail que dans les plantes ; & il vous est facile, Madame , d'en faire l'application aux œufs des animaux. Ils contiennent en petit toutes les parties de l'animal , comme dans la graine sont contenues celles de la plante, ou de l'arbre ; dans l'un & dans l'autre vous reconnoissez même petitesse , même assemblage , même affaissement de parties ; par conséquent même obstacle à l'entrée d'un suc grossier , qui les fasse croître. Dans une ressemblance si exacte les moyens doivent être les mêmes. La fécondation d'un œuf doit donc comme celle de la graine, être opérée par un liquide très-atténué , qui sépare ces tuyaux affaissés , & donne entrée

à un fuc plus groffier & plus abondant, d'où doit dépendre la nourriture & l'accroiffement de l'animal.
Ainfi la nature qui en confervant par-
tout une exacte fimplicité, n'emploie qu'un feul & même moyen
pour maintenir les différences carac-
tériftiques des plantes, des arbres, &
des animaux, n'emploie auffi qu'un
même méchanifme pour la fécondation des germes. Je fuis, &c.

XIII. LETTRE.

*L'ame n'affranchit pas notre corps des
loix méchaniques de la fécondation,
communes entre les animaux
& les végétaux.*

JE n'en disconviendrai point,
Madame ; il y a une grande différence entre les animaux & les plantes : j'avouerai même qu'à n'examiner les choses que par la surface,
la comparaison entre les animaux
& les végétaux doit paroître cho-
quante. Elle doit le paroître bien
davantage lorsque cette analogie
s'étend jusques sur l'homme : l'excellence de son ame, & la supério-
rité qu'elle lui donne sur tout cet
Univers, devroit presque faire croi-

re qu'il doit y avoir pour lui des loix particulieres différentes de celles qui font établies pour les autres êtres : mais cette ame qui conftitue la noblesse de notre être, n'affranchit pas notre corps des loix méchaniques : donnée à l'homme pour régler & diriger fes actions libres, elle n'a nulle part aux actions néceffaires. Nous pouvons pourfuivre ou éviter un objet ; mais nous ne faurions interrompre la circulation de notre fang : elle eft foumife à un méchanifme qui fubfifte indépendamment de notre volonté. La diftribution de la nourriture eft dans le même cas : eft-il quelqu'un, comme je l'ai dit ailleurs, qui puiffe empêcher, par le feul effort de fa volonté, que l'une de fes mains foit nourrie, ou augmenter en elle la diftribution de la nourriture ? Il

eſt donc vrai que les loix du méchaniſme ſubſiſtent en nous , indépendamment de la préſence de notre ame ; & en ce ſens , il eſt encore
vrai de dire que les plantes , les arbres , & les animaux ainſi que l'homme , ſont ſoumis aux mêmes loix.

Ces raiſons appliquées à la fécondation de l'œuf acquerroient ,
s'il étoit poſſible , une nouvelle force. L'œuf qui , avant d'être fécondé , eſt renfermé dans le ſein de la
mere , n'a certainement point d'a-
me ; & il faut que ce corps renfermé
dans l'œuf ait été développé , qu'il
ait pris une forme déterminée avant
qu'une ame lui ſoit unie. Sa deſti-
nation ne peut changer les moyens
néceſſaires à ſa fécondation ; il faut
qu'il ſoit diſpoſé à recevoir une
nourriture qui le faſſe croître : l'af-
faiſſement des parties de ce petit
corps

corps s'oppose à l'entrée de cette nourriture ; il faut donc qu'auparavant elles foient légerement foulevées ; ce doit être l'ouvrage d'un liquide plus atténué que le fuc nourricier, d'un liquide affez fluide pour s'infinuer dans des vaiffeaux fi affaiffés, & affez actif pour les foulever : voilà un méchanifme néceffaire ; les graines & les œufs font exactement dans le même cas, & n'ont befoin que des mêmes fecours.

Il eft vrai, Madame, que les liqueurs qui doivent opérer dans les graines & dans les œufs ce premier foulevement, font différentes entre elles ; mais cette différence ne détruit pas l'égalité du méchanifme. Le fuc de quelques plantes eft un poifon, d'autres ne contiennent qu'une liqueur douce & bienfaifan-

K

te. Pourquoi ces deux efpeces de plantes nourries fur un même terrein ont-elles des qualités fi oppofées ? C'eft que l'une eft difpofée à recevoir une nourriture chargée de fels capables d'épaiffir notre fang, ou de corroder les parties folides de notre corps, tandis que l'autre, par la difpofition des pores de fes racines, refufe l'entrée à ces mêmes fels, & ne la permet qu'à des fucs purs & balfamiques. Les germes des plantes ne font, vous le favez, Madame, que des plantes en petit : fi une plante eft deftinée par fa ftructure à recevoir de la terre des fucs empoifonnés, cette même ftructure doit fe trouver dans le germe. Qu'eft-ce que la fécondation doit opérer fur ce germe ? Nous l'avons fouvent répété ; un liquide doit s'infinuer dans

des vaiſſeaux très-reſſerrés , les ſou-
lever , les dilater pour faciliter l'entrée à une nourriture plus groſſiere.
Mais nous avons ſuppoſé , & il eſt
vrai en effet , que cette plante doit ,
par ſa ſtructure, ne permettre l'entrée
qu'à des ſucs empoiſonnés ; il faudra donc que le liquide qui doit la
féconder , ſoit de la nature de ces
ſucs , qui dans la ſuite doivent la
nourrir. Oui , ſans doute , & dès
ce moment , Madame , vous pouvez entrevoir les variétés infinies
qui doivent ſe rencontrer dans les
liqueurs deſtinées à féconder les
graines des plantes & des arbres :
mais ces variétés , quelque grandes,
quelque nombreuſes qu'elles puiſſent être , ne changeront jamais la
loi du méchaniſme : il faudra toujours que le germe ſoit pénétré, que
les vaiſſeaux ſoient ſoulevés. Tout

K ij

ce que j'ai dit des graines, Madame, doit être appliqué à la fécondation des animaux. Ils font deftinés, il eft vrai, à être nourris bien diffé-remment des plantes ; ils doivent être difpofés à cette nourriture par l'action d'un liquide qui ait avec eux un entier rapport : mais la différen-ce de ces liquides n'en mettra pas dans le méchanifme de la féconda-tion. Que le corps de cet animal foit deftiné à recevoir une ame, il ne peut en réfulter aucun change-ment : la nutrition du corps n'eft pas du reffort de l'ame ; la fécon-dation qui n'eft que le prélude de la nutrition, ne doit pas l'être da-vantage , & d'autant moins que le germe, objet de la fécondation, n'a point d'ame , & ne peut en avoir. La fécondation de toutes

les graines, & de tous les œufs,
ne reconnoît donc , Madame ,
qu'une seule & même loi. Je suis ,
&c.

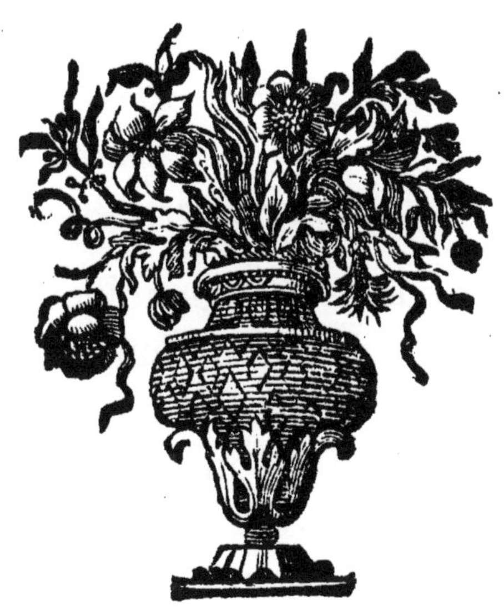

XIV. LETTRE.

Figures irrégulieres dépendantes de la situation du corps de l'Enfant dans le sein de la Mere. Effets de la compression. Réunion de deux corps.

DE's que vous reconnoissez, Madame, la nécessité d'un premier germe, & l'uniformité d'un méchanisme dans la fécondation, il ne me reste qu'à vous faire voir que ces accidens bisarres qui surviennent sur le corps des enfans, & qu'on attribue au pouvoir de l'imagination des meres, arrivent également aux plantes & aux arbres, & qu'ils ont une source commune dans le méchanisme de la fécondation. Je ne suis point étonné que vous l'attendiez avec empressement ; cependant , Madame , comme toutes les irrégularités que nous observons dans la figure des animaux & des végétaux ne dépendent pas de leur fécondation ; que quelques-unes ne sont occasionnées que par des circonstances étrangeres ; je vais commencer par l'examen de ces accidens particuliers : les détails où nous entrerons dans la suite en deviendront plus simples.

Un Jardinier , & principalement le Fleuriste , sépare avec soin de son terreau les pierres & les corps trop solides qui peuvent y être mêlés ; s'il manquoit de prendre cette précaution , il courroit risque que la plante ne fût gênée par le voisinage de quelqu'un de ces corps soli des qui la forceroit à fe plier, qui en prefferoit la tige, l'applatiroit, & lui donneroit une figure irrégu- liere. Il en eft de même du corps de l'homme. Pour que l'enfant con- ferve une figure réguliere, il faut que l'œuf fe développe dans un ef- pace libre : mais il arrive fouvent que la courbure de l'épine du dos, ou celle des os qui forment le baf- fin ; des tumeurs placées dans les entrailles, & plufieurs autres obfta- cles rétréciffent ou occupent l'efpa- ce deftiné au corps de l'enfant, & en compriment & gênent différen- tes parties : telle eft la caufe de plufieurs figures irrégulieres. Quel- quefois l'épine du dos en eft cour- bée en divers fens, quelquefois les bras de l'enfant en font repouffés & croifés derriere le dos. Un autre enfant naîtra avec les bras étendus

en

en croix, & la tête penchée : en un mot, le corps des enfans, semblable à un fruit nouvellement formé qu'on laisse grossir dans un moule.qui le gêne, prendra autant de figures & d'attitudes différentes qu'on pourra imaginer de différences dans la maniere dont il sera comprimé.

Les mains de l'enfant peuvent aussi comprimer & diviser d'autres parties de son corps. Un doigt appliqué sur la levre la pressera trop dans un point. Cette compression en gênera les vaisseaux, & empêchera que la nourriture y soit portée : cette partie trop mince & trop foible en proportion des parties latérales qui reçoivent tout leur accroissement, se déchire au moindre effort, la levre est divisée : le même accident arrive chaque jour

L

dans les racines des plantes, lorfqu'encore tendres elles croiffent
trop près de quelques corps folides.

Si vous ne faifiez attention, Madame, qu'à l'effort néceffaire pour
divifer avec quelque inftrument la
levre d'un enfant nouveau-né, vous
auriez lieu de douter que la preffion
de l'un de fes doigts puiffe caufer
cette divifion tandis qu'il eft dans
le fein de fa mere ; mais daignez
vous rappeller qu'une foie qui lie la
branche d'un arbriffeau devenant fu-
périeure à tout l'effort de la feve,
l'empêche de croître, ou occafion-
ne la divifion de l'écorce & des fibres ligneufes. Cette fupériorité de
force que nous reconnoiffons dans
les liquides dont l'impulfion donne
l'accroiffement aux animaux & aux
végétaux, confifte principalement

dans la continuité de son action ; mais cette action considérée dans chaque instant est si foible, que le moindre obstacle peut la surmonter. Appliquez ce principe à un enfant nouvellement formé, dont les chairs n'ont presqu'aucune consistence, & en qui l'action des liquides est proportionnée à cette foiblesse ; & vous reconnoîtrez, Madame, avec combien de facilité la levre d'un enfant peut être divisée par la compression continue faite par l'un de ses doigts dont la solidité & la résistance surpassent de beaucoup celle de la levre.

Mais le croirez-vous, Madame, le corps d'un enfant peut comprimer le corps d'un autre enfant avec assez de force pour le faire périr ; ces accidens sont rares, mais ils ne sont pas sans exemple : une femme

L ij

heureusement accouchée d'un enfant bien formé, fut en même-tems délivrée d'un petit embrion extrememement applati, & qui n'avoit pas deux pouces de longueur. Ses chairs ne paroissoient que des membranes, mais l'on distinguoit aisément la tête, le corps, & les extrémités. Si le corps d'un enfant peut être exposé à une compression si excessive, on ne peut refuser d'admettre la possibilité d'une compression plus légere; & dès qu'une telle compression peut occasionner dans les plantes des accidens semblables à ceux qu'on observe dans les animaux, il ne faut recourir qu'à une même cause pour expliquer les mêmes faits.

Il est ordinaire de voir dans les plantes un autre effet de la compression : celles qui sont gênées à leur fortie de la terre fe courbent & fe replient en divers fens ; ainfi les parties molles d'un enfant peuvent être défigurées au moment de la naiſſance, le front en eſt renverſé & applati, & le viſage contrefait. Au travers de ces irrégularités, on croit quelquefois y reconnoître une reſ-femblance avec certains animaux : mais quelque penchant qu'aient les ſpectateurs crédules à attribuer ces effets & cette reſſemblance au pou-voir de l'imagination des meres, ils en font auſſi indépendans qu'ils pourroient l'être ſi une Sage-femme avoit de ſes mains défiguré le viſage de cet enfant.

Il me feroit facile, Madame, de citer des exemples de pluſieurs fi-gures irrégulieres cauſées par la compreſſion du corps de l'enfant dans le ſein de la mere ou dans le moment de fa naiffance ; & pour mieux vous convaincre de ce que peut cette compreffion, je pourrois vous rappeller les effets que les corps de baleine, les colliers, les bottines, operent fur les enfans après leur naiffance : mais je ne veux point abufer de votre attention par des détails fuperflus. Je paffe à un autre effet de la compreffion dont les exemples font fouvent fous vos yeux.

En parcourant les allées de votre parc, & fur-tout les allées de charme, vous avez vu, Madame, que plufieurs arbres fe réuniffent : les uns fécondés féparément dans la terre, ne forment en fortant qu'un même tronc, une même écorce les enveloppe ; ils fe féparent enfuite vers le milieu du tronc, & forment deux différentes têtes ; quelquefois la réunion de deux arbres ne se fait que vers le milieu du tronc, & ils ne forment plus que la même tête, quelquefois elle ne se fait que dans quelques-unes de leurs branches ; cette bisarrerie est si commune dans certaines especes d'arbres, qu'on voit souvent plusieurs arbres réunir leurs branches entrelacées. Dans tous ces cas, la trop grande proximité cause une compression dans les parties de l'arbre qui se touchent mutuellement ; cette compression augmente nécessairement à mesure que l'arbre grossit ; & elle gêne de plus en plus le cours de la seve dans les points comprimés. L'écorce trop pressée, & qui ne peut s'étendre en proportion des parties voisines & libres, se déchire, s'entre-ouvre dans les deux arbres ; & comme ce déchirement se

fait dans le lieu où les deux arbres
ſe touchent , il arrive que les parties déchirées de l'écorce ſe réuniſſent par la prolongation & l'entre-
lacement de leurs fibres , & ne forment plus qu'une même envelop-
pe : ce que j'ai dit de l'écorce a lieu
auſſi dans les fibres ligneuſes , lorſqu'elles ſont expoſées à la même
compreſſion.

Il en eſt de même des enfans ; les
doigts des mains & des piés trop
rapprochés ſe réuniſſent en patte
d'oie. Cette réunion qui peut avoir
lieu en d'autres parties du même
corps arrive quelquefois entre deux
différens corps ; & comme elle dépend de la maniere dont deux œufs
ont été placés dans le ſein de la
mere , (poſition qui varie néceſſairement ,) cette réunion ſe fait auſſi
de différentes manieres. On a vu des

enfans réunis par l'épaule, par le front, par la poitrine, par le dos; pour tous ces cas, il n'y a qu'une même cause, & il vous est facile de l'expliquer, Madame, en y appliquant ce que j'ai eu l'honneur de vous dire sur la réunion des arbres.

Ce ne sont pas toujours des corps entiers qui se réunissent; on a vu quelquefois deux têtes sur un même corps, & quelquefois deux corps sous une même tête; on a vu un enfant avec quatre bras. Je crois, Madame, que vous êtes bien persuadée que l'imagination de la mere n'a pu créer cette tête ou ces bras superflus; & connoissant que deux arbres trop rapprochés se réunissent & croissent ensemble, vous devinerez sans peine la cause de la réunion de ces parties. Mais pourquoi n'y a-t-il que ces parties qui

aient pris leur accroissement ? Ont-
elles appartenu à un autre corps : &
si elles lui ont appartenu, pourquoi
tout le corps ne s'est-il pas réuni ;
qu'est-il devenu ? La réponse à ces
questions, Madame, dépend du
principe de la fécondation commun
aux végétaux & aux animaux. J'aurai l'honneur de vous en parler dans
ma premiere Lettre, & j'espere,
Madame, que vous serez satisfaite
de la simplicité de mes principes.
Je suis, &c.

XV. LETTRE.

Disposition du liquide & des solides nécessaire pour une exacte fécondation. Accidens dépendans d'une trop forte résistance du germe. Monstres causés par la privation ou par l'addition de quelques parties. De quelques especes de moles.

J'AIME bien l'empressement avec lequel vous me demandez compte de ce corps auquel ont dû appartenir cette tête & ces bras ajoutés au corps d'un autre enfant. Vous jugerez vous-même de son sort, Madame ; voici le principe sur lequel vous pourrez établir votre décision. J'ai eu l'honneur de vous dire, que chaque plante & chaque animal avoit été renfermé dans un premier germe ; que ce germe devoit être fécondé pour qu'il pût être nourri, & prendre fon accroiffement ; & enfin que cette fécondation confifte dans un léger foulevement des parties folides du germe, opéré par l'action d'un liquide qui s'infinue jufques dans fes plus petits vaiffeaux. Vous devez fans peine en conclurre, Madame, que ce liquide fécondant doit avoir une force capable de foulever ces vaiffeaux ; que fon mouvement d'impulfion doit être fupérieur à la réfiftance que lui peuvent oppofer les parties folides du germe : mais il peut arriver, ou que ces vaiffeaux oppofent une trop grande réfiftance, ou qu'ils cedent trop à l'action de ce liquide. Nous allons voir ce qui doit réfulter de ces deux différens cas.

Si tout le germe avoit une réfiftance trop forte , le liquide ne le
pénetreroit pas ; les parties du germe ne feroient pas foulevées , le
paffage ne feroit point frayé au fuc
nourricier , le germe ne feroit pas
fécondé. Or il peut arriver que
cette réfiftance trop forte ne fe rencontre que dans une feule portion
du germe , & que les autres parties
cedent à l'action du liquide. Alors
les parties qui n'ont pas trop réfifté
feront fécondées; & au contraire,
celle qui , par trop de réfiftance ,
n'aura pas donné entrée au liquide , ne fera pas fécondée. Les parties fécondées recevront la nourriture & l'accroiffement , tandis que
la partie non fécondée difparoîtra
totalement. C'eft ainfi , Madame ,
qu'on a vu des enfans naître fans
bras ou fans tête ; l'imagination de

la mere n'avoit pas détruit ces parties, mais elles n'avoient pas été fécondées.

Quelquefois la plus grande portion du germe réfifte trop à l'action du liquide fécondant ; & une partie, la tête, par exemple, qui cede à l'impulfion de ce liquide, reçoit feule la fécondation. Vous me prévenez fans doute, Madame, vous décidez pourquoi d'un corps entier il n'y a eu que la tête ou les bras qui aient été fécondés, & qui aient pu être ajoutés au corps d'un autre enfant. Vous faviez déja que cette union ne s'étoit faite que par la trop grande proximité entre deux œufs dans le fein de la mere. Toute union entre deux corps ne reconnoît point d'autre caufe ; vous pouvez maintenant, à l'aide de ces deux principes, vous rendre raifon de toutes les autres unions monftrueufes.

Mais vous me demanderez fans doute, Madame, pourquoi on ne voit point d'accouchemens d'un feul bras ou d'une feule tête, puifqu'il peut arriver que l'une de ces parties du corps puiffe feule être fécondée. La raifon en eft bien fimple : une tête féparée du corps ne fauroit être nourrie. La nourriture paffe de la mere à l'enfant par un cordon de vaiffeaux, qui, pénétrant par le nombril, porte le fang dans d'autres vaiffeaux qui le diftribuent à toutes les parties, il n'y a point d'autre voie pour nourrir le corps de l'enfant ; ainfi, Madame, dès que le tronc n'exiftera pas, les autres parties, quoique fécondées, ne pourront recevoir la nourriture & l'accroiffement, à moins que la proximité d'un autre corps ne leur fournisse l'occasion de s'y réunir ; & si elles ne sont pas nourries, en vain auront-elles été fécondées, elles s'effaceront.

Il n'en est pas de même lorsque la fécondation se borne au cordon des vaisseaux & aux membranes destinées à envelopper le corps de l'enfant ; & vous devez conclurre, Madame, du principe établi, que quoique toute la portion du germe destinée à former le corps de l'enfant n'ait pas pu être fécondée, les membranes & le cordon des vaisseaux qui existent dans le germe peuvent avoir été fécondés ; les membranes se nourrissent alors, & prennent l'accroissement indépendamment du corps de l'enfant, parce qu'elles reçoivent le sang par des rameaux particuliers & extérieurs :

mais

comme elles ne font pas féparées, foulevées, & foutenues par aucun corps, elles fe replient, fe rapprochent, fe réuniffent, & ne forment qu'une maffe informe. J'ai même obfervé dans une occafion, que toutes ces membranes qui fervent d'enveloppe au corps de l'enfant, n'avoient pas été fécondées également: les vaiffeaux lymphatiques paroiffoient avoir eu le plus de part à la fécondation, auffi étoient-ils monftrueux & en fi grand nombre, qu'au terme de l'accouchement la femme ne fut délivrée que d'un amas prodigieux de petites véficules attachées l'une à l'autre, & pleines d'une humeur femblable à la lymphe du fang.

Ces accidens ne font pas attribués à l'imagination des meres, & j'aurois pu les paffer fous filence:

M

mais leur liaiſon avec le principe
que j'ai établi, en montre l'étendue. C'eſt une preuve de plus en
ſa faveur; & dans une matiere où
le préjugé a tant de force, je crois,
Madame, qu'il ne faut en négliger
aucune. Je ſuis, &c.

XVI. LETTRE.

La fécondation des graines, défectueu-
se par la trop forte résistance des
parties du germe ; conséquence de ce
défaut dans les Arbres ; application
au corps de l'Enfant. Difformités
du visage. Défaut d'accroissement
dans quelques parties. De quelques es-
peces de taches.

IL n'est pas impossible, comme
vous le pensez, Madame, de trouver dans la fécondation des plantes
& des arbres, les mêmes défauts
que nous avons reconnus dans celle
des œufs. Il est vrai que les végétaux n'étant pas constamment déterminés à la même figure extérieu-

M ij

re, au même ordre, & au même nombre de parties, on s'apperçoit plus difficilement de la suppression d'une branche que de la perte d'un bras. Le défaut de cette branche n'échappe pourtant pas toujours à l'œil du Jardinier attentif & observateur, & il le découvre principalement dans les arbres naissans; il observe que de deux branches qui doivent former une fourche, il n'en croît souvent qu'une seule qui, en conservant cette inflexion selon laquelle les deux premieres branches s'écartent l'une de l'autre, démontre visiblement qu'une autre branche devoit figurer avec elle; &, ce qui doit ne laisser aucun doute, on apperçoit une petite élévation émoussée dans le point où la branche qui subsiste commence à s'écarter, ce qui désigne le lieu d'où de-

voit partir la feconde branche. Voilà donc un cas femblable à la naiffance d'un enfant fans tête ou fans
bras ; voilà un cas où toutes les
parties du germe n'ont pas été fécondées.

Quant au défaut de fécondation
dans le germe entier, il eft trop
commun pour qu'on puiffe le révo-
quer en doute. Ne fait-on pas que
de plufieurs graines jettées en terre, il n'en leve qu'une partie ? Et il
ne faut pas croire qu'elles aient
manqué d'un liquide fécondant :
cela n'eft pas probable, puifque des
graines voifines en ont été fécondées. D'ailleurs l'écorce qui couvre
la graine a été entre-ouverte, la
pulpe farineufe qui enveloppe le
germe a été pénétrée : mais le liquide y a borné fon action ; il n'a
pu s'introduire dans le germe , il

n'a pu le féconder. Ces feuls traits d'uniformité feroient une preuve convaincante que l'imagination des meres n'a aucune part à ces géné-rations monftrueufes par le retran-chement de quelques parties.

Quoi qu'il en foit, j'ajoute, Madame, à ce que j'ai eu l'honneur de vous dire, qu'il doit y avoir un milieu entre une réfiftance totale qui s'oppofe à la fécondation, & cette foupleffe mefurée qui permet-tant l'entrée du liquide fécondant, concourt à une fécondation régu-liere. Le folide peut ne pas réfifter totalement, mais il peut n'avoir pas affez de foupleffe; alors les vaif-feaux ne feront pas fuffifamment fou-levés, & ils ne donneront pas entrée à une nourriture affez abondante & affez active. Le germe fera nourri, mais il ne le fera pas en proportion d'un autre germe bien fécondé ; il croîtra , mais il n'acquerra jamais une grandeur naturelle. On en voit plusieurs exemples dans des arbrisseaux d'un même âge qui ont pris naissance , & qui s'élevent dans un même terrein ; les uns prennent dans peu de tems leur accroissement naturel , tandis que les autres , quoique souvent réguliers autant que leur petitesse peut le leur permettre , demeurent dans l'état de nains. Ce mot vous prévient , Madame , sur l'application que je puis faire , & vous découvrez du même coup d'œil pourquoi une branche dans un arbre , un bras dans un enfant , ne croissent pas en proportion avec les autres parties ; c'est que cette branche & ces bras sont moins nourris , & ils reçoivent moins de nourriture , parce que dans la fécondation du germe, le premier folide n'a pas eu affez de foupleffe, & qu'il n'a pu être fuffifamment foulevé pour donner entrée à une nourriture proportionnée à celle que reçoivent les autres parties.

Dans ces branches mal fécondées, toutes les fibres ligneufes ne croiffent pas toujours également ; il y en a qui obéiffant à l'action de la feve, fe dilatent & fe prolongent ; mais quelques autres qui ne croiffent pas dans la même proportion, réfiftent à cette extenfion commune, & par leur réfiftance forcent la branche à fe plier. C'eft ainfi qu'un enfant qui d'abord a paru bien formé, devient boffu en grandiffant ; une portion des vertebres du dos & des ligamens qui les réuniffent, ne pouvant croître en proportion du refte du corps, forcent l'épine

à

à se courber & à se vouter.

Le même méchanisme peut occasionner des difformités dans plusieurs autres parties du corps. Si les aîles du nez n'ont pu acquerir toute leur étendue, & se préter à l'extension commune des autres parties, le nez sera pincé & recourbé. Ce sera le nez d'un singe, ou le bec d'un oiseau, selon que la figure sera plus ou moins approchante de l'un ou de l'autre, & que quelque évenement imaginé après coup, ou le caprice des spectateurs le fera decider. L'un des yeux pourra aussi être pris pour l'œil d'un animal, si la paupiere qui le couvre, ou si les os qui forment la partie antérieure de l'orbite, moins étendus, & moins ouverts que ceux de l'autre œil, ne laissent entrevoir que la prunelle. Je n'ai pas besoin de détailler toutes les

N

formes que peuvent prendre les autres traits du visage, selon que la peau & les muscles seront plus ou moins raccourcis, & que les os seront plus ou moins élevés, ou enfoncés. Il vous suffit, Madame, d'en reconnoître la cause, & de voir que ces variations, semblables à celles qui surviennent dans les arbres, ne doivent pas être attribuées au pouvoir de l'imagination; & qu'elles dépendent uniquement de l'inégalité survenue dans la fécondation de la plante, ou de l'animal: passons à d'autres effets de ce même méchanisme.

On ne sauroit douter, Madame, que la peau qui couvre notre corps, ne soit une partie distincte des autres, lorsqu'elle est renfermée dans le germe; & qu'elle ne soit soumise aux mêmes loix que les autres parties. Il faut, pour qu'elle soit ample

& flexible dans toutes ses parties, qu'elle ait été par-tout également fécondée. Cela n'arrive pas toujours : lorsqu'elle ne cede pas assez à l'accroissement des parties qu'elle recouvre, elle les gêne, les force à se plier, quelquefois même les resserre comme une ligature, & empêche leur accroissement. Ce défaut est principalement sensible dans quelques personnes, dont un ou plusieurs doigts ayant d'abord grossi naturellement jusqu'à la seconde articulation, sont tout-à-coup étranglés, & deviennent si petits qu'on en prendroit l'extrémité pour celle du doigt d'un enfant entée, pour ainsi dire, sur la moitié du doigt d'un homme. De pareils accidens, quoique plus rares, arrivent aux bras & aux jambes, presque toujours par le seul vice de fécondation d'une partie de la peau, & jamais parce que la mere a pu voir une perſonne eſtropiée.

Ces accidens ne ſont pas toujours auſſi conſidérables : ſouvent ils ne ſurviennent que dans de très-petites parties ; & cette réſiſtance que les fibres oppoſent à une extenſion proportionnée à celle des autres parties, ne ſe montre que par un changement dans le tiſſu, & dans la couleur de la peau ; elle demeure plus compacte, & acquiert une blancheur ſemblable à celle des cicatrices : cela n'eſt quelquefois ſenſible que dans deux ou trois fibres réunies, & quelquefois dans un plus grand nombre, & dans des points qui gardant entre eux différens rapports, forment ou un cercle, ou un quarré, ou un compoſé biſarre de pluſieurs autres figures. C'en eſt aſ-

fez pour qu'on y découvre des figures d'animaux, de fleurs , ou de tout
autre objet connu , felon le caprice
de celui qui décide. Voilà une four-
ce féconde de reffemblances avec
les objets qui ont pu frapper l'imagination de la mere. Il n'eft plus
queftion que de décider quel objet
l'a frappée; neuf mois de groffeffe en
ont préfenté à fes yeux un affez grand
nombre pour en trouver quelqu'un ,
qui ait quelque reffemblance avec
la tache blanche.

On découvre chaque jour dans
les racines & le corps ligneux de
plufieurs arbres des reffemblances
avec des objets connus , bien plus
caractérifées que celles qu'on croit
obferver fur le corps des enfans ;
elles doivent même être beaucoup
plus parfaites, parce que la folidité
de ces corps leur permet moins de

varier, & de changer de figure.

Quand je parle de changement de figure, ce n'est pas de ces changemens que doit produire le mouvement de la partie ; je parle d'un changement réel, qu'amenent les différens âges. Une légere impression faite sur la peau, & qui dans l'enfance ne ressembloit qu'à une petite cicatrice, acquérant plus d'étendue, à mesure que le reste du corps prend un accroissement, approchera de la figure d'un poisson, ou de celle de quelque autre objet ; un nouveau changement dans la peau fait varier la figure, & la ressemblance ; enfin la peau maigrit, se ride ; la cicatrice se rapproche, & ne ressemble à rien. Des ressemblances si liées aux changemens qui surviennent dans nos corps, décelent bien leur origine. Je suis, &c.

XVII. LETTRE.

Effets d'une trop foible résistance des parties du Germe. Ressemblance avec les Draperies, & les Fruits rouges.

NOUS avons vu, Madame, quels devoient être les effets d'une résistance trop forte des parties du germe : voyons maintenant ce qui doit résulter d'une résistance trop foible. Si le germe d'une plante céde trop à l'action du liquide qui doit en soulever les vaisseaux pour les disposer à recevoir la nourriture, ces vaisseaux trop dilatés donneront entrée à des sucs grossiers & surabondans, qui feront croître la plante d'une maniere extraordinaire. Vous en

N iiij

voyez souvent des exemples, Madame, & peut-être ne vous ont-ils jamais frappée. Rappellez-vous la différence qui se trouve entre une plante née dans un terrein ordinaire, & une plante de la même espece née sur couche. Celle-ci est bien plus grande, plus forte, mieux nourrie que l'autre. C'est que les sucs qui partent de la couche, ont une action beaucoup plus vive que les sucs ordinaires de la terre ; que par conséquent ils font un effort d'autant plus grand dans la fécondation de la plante, qu'ils sont plus propres à surmonter la résistance du germe, qu'ils en dilatent davantage les vaisseaux, & les disposent à recevoir beaucoup plus de nourriture.

La même chose arrive aux fleurs que l'on éleve dans des vases remplis d'eau, & placés en hiver sur les cheminées ; le salpêtre qu'on met dans cette eau , en augmente l'action , & quelquefois à un tel point que la plante devient d'une grandeur démesurée. Le germe entier d'un animal peut aussi avoir trop peu résisté à l'action du liquide qui l'a fécondé ; alors semblable à la plante née sur couche, il recevra une nourriture trop forte , trop abondante , pour qu'il puisse se contenir dans les bornes d'une grandeur naturelle ; il croîtra avec excès.

Ici, Madame , je ne puis m'empêcher de vous faire observer l'uniformité qui se trouve dans les plantes , & dans les animaux. Je vois que les plantes , & les arbres géans ne poussent que des branches & des feuilles ; ils n'ont presque jamais ni fleurs , ni fruits ; preuve certaine que les vaisseaux sont trop dilatés , &

qu'une feve groffiere peut circuler dans les plus petits. Dans une telle confufion il feroit inutile d'attendre la féparation d'un fuc épuré, fulphureux, feul capable de s'infinuer dans le germe des fleurs ; cette trop grande dilatation des vaiffeaux fait auffi que ces hommes de taille gigantefque font prefque toujours foibles. La fubftance de leur cerveau ne fépare qu'imparfaitement de la maffe du fang la partie fpiritueufe ; une férofité épaiffe paffe avec les efprits, qui n'étant pas affez épurés, manquent d'activité ; le reffort des nerfs en eft affoibli.

Mais fi le germe entier peut trop céder à l'impulfion du liquide fécondant, il eft évident que ce défaut de réfiftance peut auffi ne fe trouver que dans quelques-unes de fes parties. Cette conféquence dont vous avez déja reconnu la vérité, va vous développer tout le méchanisme des prétendues draperies, des fleurs, des fruits, en un mot, de tout ce qu'on attribue au pouvoir de l'imagination.

Si la peau entiere a trop cédé à l'impulfion du liquide fécondant, le refte du corps ayant confervé une réfiftance convenable, il faut qu'elle reçoive une trop grande quantité de nourriture, & qu'elle croiffe avec excès : dès-lors n'étant plus proportionnée au volume du corps, elle fera forcée de fe replier en plufieurs endroits ; fes plis différens, femblables à ceux d'une draperie, en impoferont : des yeux prévenus croiront y appercevoir une véritable draperie, que l'imagination de la mere aura formée.

Cet accroiffement monftrueux de

la peau a donné lieu à d'autres comparaisons. Lorsqu'il s'est trouvé dans toute la portion qui recouvre la tête, & dans une proportion assez grande pour y former plusieurs replis, on a imaginé que c'étoit une thiare ; une autre forme a fait croire que c'étoit une mitre ; un seul pli circulaire a été comparé au bandeau royal ; & toujours on a imaginé que la vue de quelque portrait avoit occasionné ces ressemblances. Mais pourquoi cette draperie, cette thiare, cette mitre, ce bandeau royal, ne représentent-ils pas les couleurs, les nuances, les ciselures, les diamans, que la mere a vus dans le portrait ? Ce n'est cependant que par ce mélange des couleurs & des ornemens qu'elle a été frappée ; pourquoi la couleur de ces excroissances monstrueuses est-elle semblable à celle du reſte du corps ? C'eſt parce qu'une partie de la peau a pris une trop grande quantité de nourriture ; de même que certaines écorces d'arbres, qui ayant reçu une ſeve ſurabondante, &c. ſe dilatent, ſe replient, & ſortent du niveau du reſte de l'écorce.

Mais, dira-t-on, Madame, on voit ſur la peau d'autres figures plus reſſemblantes, & qui doivent en impoſer ; il s'y forme des groſeilles, des meures, des fraiſes, des framboiſes ; & ces productions ne ſont pas ſeulement ſemblables à tous ces fruits, mais encore elles ſuivent les progrès de leur maturité ; elles deviennent rouges à meſure que les fruits rouges mûriſſent. Permettez, Madame, que j'aie l'honneur de vous communiquer quelques connoiſſances anatomiques, & ces reſsemblances ne pourront jamais vous en imposer.

La surface de notre corps est parsemée d'une infinité de glandes, semblables par leurs figures à des grains de millet, elles en ont été appellées miliaires ; elles ont leurs arteres & leurs veines qui rampent sur leur surface : elles sont destinées à séparer du sang que les arteres leur portent, cette sérosité qui fait la matiere de la transpiration. Cette sérosité beaucoup plus ténue que la partie rouge du sang y passe avec facilité ; la petitesse des tuyaux par lesquels elle y coule, ne permet pas l'entrée à la partie rouge. De-là vient que dans l'état naturel ces glandes ne sont pas colorées. Pour que ces glandes rougissent, il faut que les passages soient dilatés de maniere qu'une quantité suffisante de la partie rouge du sang, se mêle à la férofité que ces glandes féparent. Chacune de ces glandes n'a pas moins dû être fécondée que les autres parties du corps. Si quelqu'une de ces glandes n'a pas oppofé une réfiftance affez confidérable à l'effort du liquide fécondant, elle aura été plus dilatée que les autres, elle aura pris un plus grand accroiffement, de forte que ne pouvant pas être contenue dans le tiffu de la peau qui conferve fon état naturel, elle fe fera élevée au-dehors. De plus les tuyaux qui ne devoient donner paffage qu'à la férofité, auront acquis dans cette dilatation accidentelle un diametre affez grand, pour donner entrée aux molécules de la partie rouge du fang, & la férofité que la glande contient, en fera colorée.

Maintenant, Madame, repréfentez-vous une glande arrondie comme un grain de millet, compofée de quelques membranes minces & tranfparentes, contenant une férofité rougie, & comparez-la à un grain de grofeille : la reffemblance n'eft-elle pas affez grande pour féduire les perfonnes qui ne connoiffent ni ces glandes parfemées fur notre corps, ni les moyens par lefquels elles peuvent groffir, & fe colorer ?

Dès que vous connoiffez le méchanifme par lequel ce grain de grofeille a été formé, vous ne devez trouver aucune difficulté, Madame, fur la formation des fraifes, des meures, & des framboifes. Je n'ai fuppofé d'accroiffement extraordinaire que dans une feule glande, fuppofons-le dans plufieurs glandes réunies. Ce paquet glanduleux paroîtra

tra avoir quelque rapport avec une framboife, ou une fraife, fi les glandes dilatées forment entre elles une figure arrondie ; fi la figure eft un peu prolongée, elle fera prife pour une meure. Dans l'un & dans l'autre on verra une réunion de petites glandes qui repréfenteront les cellules dont ces fruits font compofés : il eft vrai qu'il n'y aura ni graines, ni pépins, parce que dans la glande il n'y a rien qui puiffe y reffembler ; mais ceux qui décident de la nature du fruit repréfenté fur la peau, n'y regardent pas de fi près.

Mais d'où vient ce changement de couleur, lorfque les fruits rouges mûriffent ? C'eft parce que dans cette faifon le fang eft plus agité, qu'il fait plus d'effort fur les vaiffeaux qui le contiennent, & que la partie rouge paffe en plus grande abondance dans l'intérieur de la glande ; de-là cet accroiſſement dans ſon volume, & dans ſa couleur. La fievre, l'agitation du corps, une forte chaleur, la colere, produiſent le même effet au milieu de l'hiver : mais ceux qui attribuent la formation de ces taches au pouvoir de l'imagination, regardent ſes effets comme un myſtere, & veulent en trouver dans tout ce qui les accompagne. Je ſuis, &c.

XVIII. LETTRE.

Taches de vin. Pourquoi toutes les ta-
ches sont rouges ou brunes.
Peaux de Sanglier.

CE n'est point par oubli, Madame, que je ne vous ai point parlé des taches de vin ; je crois qu'elles dépendent d'une autre cause que
de la dilatation des glandes miliaires ; j'en ai réservé l'examen pour
cette Lettre.

Un nombre infini d'arteres & de
veines aboutissent à la peau ; leurs
extrémités réunies y forment un lacis recouvert par une partie très-
mince appellée l'Epiderme. Dans
leur état naturel, ces extrémités
des vaisseaux sanguins ne laissent

prefque paffer que la portion fé-
reufe du fang ; la partie rouge continue fa route par d'autres vaiffeaux
dont le diametre eft plus grand. Les
vaiffeaux qui forment le lacis peuvent acquérir plus de diametre ,
donner un libre paffage à la partie
rouge du fang, devenir variqueux ,
& par conféquent caufer fur la peau
une élévation variqueufe qui paroîtra rouge ou bleuâtre , felon que
dans cette dilatation les tuniques
dont les vaiffeaux font compofés
auront plus ou moins perdu de leur
épaiffeur.

Cet accident qui arrive quelquefois après la naiffance , n'arrive que
trop fouvent fur le corps des enfans
renfermés dans le fein de leur mere :
ces vaiffeaux peuvent être trop dilatés lors de la fécondation ; & pour
peu qu'ils aient été portés au-delà.

de leur diametre, le mal va presque toujours en augmentant, parce que ce lacis vasculeux n'est con-
traint par aucune partie voisine. De
là vient que ces taches qu'on attribue faussement à l'imagination d'u-
ne mere qui a désiré de boire du
vin, ou sur qui on en a répandu,
s'étendent, s'élevent, & débordent
au-dessus du reste de la peau, &
causent souvent une difformité considérable.

Un grand Anatomiste nous a fait
observer que ce lacis de vaisseaux
est différemment disposé & figuré
dans les différens endroits du corps ;
qu'il est tout autre sur la peau du
visage qu'ailleurs, qu'il est même
très-différent en différens endroits
du visage ; & ce savant homme en
a conclu, qu'on pourroit peut-être
expliquer par-là pourquoi une par-

tie du corps rougit plutôt qu'une autre.

C'eſt ſans doute à raiſon de cette même différence que ces taches de vin ſont plus fréquentes au viſage que dans les autres parties du corps. En effet, une partie du corps ne rougit plus facilement qu'une autre, qu'autant que la partie rouge du ſang y trouve un moindre obſtacle à paſſer dans ce lacis de vaiſſeaux ; la rougeur ſe montre plus facile-ment au viſage que par-tout ail-leurs ; le ſang y trouve donc un moindre obſtacle à paſſer dans ce lacis qu'il n'en trouve ailleurs ; pour qu'il puiſſe y paſſer abondamment, il ne faut donc pas que la dilata-tion des vaiſſeaux y ſoit autant aug-mentée qu'elle devroit l'être ail-leurs ; ainſi un effort léger qui ne produiroit rien ſur une autre partie,

produira sur le visage un effet suf-
fisant, le visage doit donc être plus
exposé à ces sortes de taches.

Si on examine ces taches à l'aide
d'un bon microscope, cette dilatation des vaisseaux paroît très-sen-
sible, & l'on y voit couler les parties du sang qui les colorent, ce
qui me paroît favoriser l'explication
que j'ai eu l'honneur de vous en
donner.

Qu'il me soit permis de vous demander ici, Madame, si vous avez
jamais fait attention que tous les
fruits, toutes les fleurs, & le vin
qu'on croit voir sur la peau des enfans font toujours rouges. On n'y
a jamais vu de groseilles vertes,
quoique par la dépravation de leur
gout les femmes enceintes les dési-
rent quelquefois avec ardeur : jamais on n'a accusé l'imagination d'y

avoir peint un œillet , une ane-
mone , diſtingués par la verdeur de
leurs calices , & le mélange ad-
mirable de leurs couleurs ; elle
ne ſait point de jonquilles. Si l'i-
magination pouvoit imprimer ſur
la peau la forme & le contour d'une
fleur & d'un fruit , pourquoi ne
pourroit-elle pas y peindre leurs
couleurs ? c'eſt ce qu'elles ont de
plus frappant , ce qui attire les regards , ce qui émeut l'ame , ce qui
excite ſon admiration & ſes déſirs.
On attribue à l'imagination le pouvoir de former des parties d'animaux dont elle ne connoît pas le
tiſſu intérieur , & en même-tems il
eſt démontré qu'elle ne peut peindre des objets qui la frappent , qu'elle connoît , dont elle eſt affectée. Si
elle pouvoit agir ſur les différentes
parties de notre ſang , elle y trouveroit

veroit le fond néceſſaire pour rendre toutes les couleurs des objets
qui l'auroient frappée : ne voyons-
nous pas tous les jours des taches
bleues, jaunes, violettes, pour-
prées ſur la ſurface de notre corps ?
N'eſt-il pas des occaſions où la peau
entiere devient verte ? Les taches
brunes & noires y ſont ordinaires.
Les combinaiſons de ces couleurs
avec le blanc & le rouge donnent
toutes les autres nuances. Il eſt vrai
que lorſque ces différentes couleurs
paroiſſent ſur nos corps, ce n'eſt
que par quelque accident : mais c'eſt
toujours une preuve que le fond en
eſt dans nous, & que pour les produire, il ne faut que changer la combinaiſon des parties du ſang. Si l'on
pouvoit attribuer à l'imagination de
la mere le pouvoir de ſéparer de ce
mélange les parties qui font le rou-

P

ge & le brun, elle pourroit également en séparer celles qui seroient nécessaires pour former toutes les couleurs & leurs nuances. D'où vient que cela n'arrive jamais ? C'est que l'imagination de la mere n'a aucune part aux figures & aux couleurs qui paroissent sur le corps des enfans. Ce ne sont que des parties de la peau trop dilatées ; & comme cette dilatation donne entrée à la partie rouge du sang, elles en prennent presque toutes la couleur.

Je dis presque toutes, parce qu'on en voit de plus ou moins rembrunies : mais la cause de cette couleur n'a rien d'extraordinaire, puisque long-tems après notre naissance il survient sur nos corps des taches brunes ; on y voit naître des verrues, des taches de rousseur, des signes bruns ou noirs. Les taches

qu'on obſerve ſur le corps des enfans ont un fond de reſſemblance
avec les verrues, les taches de rouſ-
ſeur & les ſignes ; la différence ne
conſiſte tout au plus que dans leur
étendue : mais un petit point noir
& une tache plus étendue ne doivent point avoir deux cauſes différentes. On ſait que cette couleur
brune provient des parties ſalines &
terreuſes arrêtées à l'extrémité des
vaiſſeaux, qui par leur dilatation,
ont laiſſé échapper ce qu'ils contenoient de plus liquide. Les verrues ſont des prolongemens des fibres nerveuſes & des vaiſſeaux qui
rampent ſous l'épiderme : il n'en
faut pas chercher d'autre cauſe dans
les enfans, & ſans le ſecours de l'i-
magination des meres, ces dilatations ou ces accroiſſemens extraor-
dinaires peuvent facilement être dé-

P ij

duits du principe que nous avons établi.

Les poils rudes & groſſiers qui aſſez ſouvent ſont parſemés ſur ces taches noires, ne peuvent point favoriſer le préjugé qui attribue toutes ces taches à une imagination frappée par une peau de ſanglier ou une couenne de lard. Les poils dont notre corps eſt preſque par-tout couvert ſont une eſpece de plante bulbeuſe ; ils naiſſent d'un oignon planté dans la peau & dans la graiſſe : ſi ces oignons ont été fécondés par un liquide trop actif, le poil prendra un accroiſſement extraordinaire, ſemblable à ces hyacintes qui croiſſent ſur une eau chargée de nitre, ou à ces mêmes plantes élevées ſur couche. Il n'eſt preſque point de parties de notre corps qui ne puiſſent être défigurées par ces signes à longs poils, parce qu'il n'en est presque aucune qui ne soit parsemée de cette espece d'oignons d'où ils naissent. Et s'il est vrai que tout le corps de quelques enfans ait été recouvert de poils longs & hideux, l'imagination d'une mere abandonnée au milieu des forêts n'en a point été la cause ; cette difformité dépendoit d'une dilatation excessive des oignons répandus dans toute l'étendue de la peau. Quelques taches paroissent écailleuses ; en faut-il davantage pour décider que c'est une impression formée à la vue d'un poisson ? Il n'est plus question que de décider quel poisson ce peut être. Toutes les figures prolongées représenteront les carpes, les brochets, les perches, &c. Les figures un peu arrondies seront des soles, des carrelets, des turbots :

quelques propos tenus par la mere
décideront les spectateurs incer-
tains , & réuniront leurs suffrages
en faveur d'une ressemblance déterminée. Ce fait vous paroît-il em-
barrassant , Madame ? Prenez , je
vous prie , votre loupe , examinez
le dessus de votre main , vous y ap-
percevrez un nombre prodigieux
de petites écailles placées l'une sur
l'autre ; elles recouvrent les pores ,
& sont destinées à modérer la tranf-
piration. Si ces écailles grossies par
votre loupe conservoient la grandeur sous laquelle vous les apper-
cevez , elles seroient semblables à
celles qu'on voit sur la peau de
quelques personnes , & qu'on prend
pour des écailles de poisson. La
seule différence que j'y trouve , c'est
que les écailles qu'on apperçoit sur
la peau de quelques enfans , ont

une grandeur réelle qui excede celle des autres écailles, parce qu’elles ont été difpofées par l’action du liquide fécondant à recevoir une nourriture plus abondante.

A toutes ces raifons, Madame, joignez, je vous prie, ce qu’une trifte expérience nous montre chaque jour; je veux dire, cette fucceffion conftante d’une même maladie dans une famille, & ce fatal pouvoir de les tranfmettre par des alliances. Il n’eft perfonne qui ne convienne qu’elles font fouvent les fuites de la fécondation; que c’eft ainfi qu’un pere les tranfmet jufqu’à fes derniers neveux : ces maladies dépendent de l’altération de quelque vifcere : or fi la fécondation peut produire cette altération dans les vifceres, elle peut donc caufer des changemens fur la peau. Je fuis, &c.

P iiij

XIX. LETTRE.

Cause des Maladies héréditaires.

J'Avoue, Madame, que dans ma précédente Lettre j'ai paſſé légerement ſur les maladies que les peres tranſmettent à leurs enfans : j'avois cru qu'il me ſuffiſoit de vous rappeller un fait ſi commun. Vous demandez que j'entre dans un plus grand détail, je conſens de vous ſatisfaire ; mais permettez, Madame, que les premieres réflexions aient pour objet les plantes & les arbres : vous expoſer dans toutes les occaſions l'uniformité qui regne entre elles & les animaux, c'eſt réunir des preuves en faveur de nos principes.

La feve, qui dans un fep de vigne a développé le bourgeon & fait pouffer des feuilles & des branches chargées de grappes, a préparé fur ces mêmes branches les bourgeons qui s'épanouiront l'année fuivante, & qui fourniront à leur tour de nouvelles branches, de nouveaux fruits, de nouveaux bourgeons auxquels il en fuccedera d'autres d'années en années, jufqu'à ce que la branche périffe.

Cette préparation portée par la feve dans ce premier bourgeon, & dans toutes les parties qu'il contenoit, & qui fe développent fucceffivement, eft un exemple fenfible de la fécondation du premier germe. Tous ces bourgeons, ces branches, ces fruits y étoient contenus, ils y ont tous été fécondés ; il eft vrai que l'action de l'efprit fécondant s'eſt déployée diverſement ſur chacun de ces bourgeons. Ceux qui étoient renfermés dans le dernier repli , beaucoup plus affaiſſés que les autres, n'ont dû recevoir qu'une dilatation peu conſidérable ; tandis que ceux qui devoient s'épanouir les premiers ont été en état de recevoir dès la premiere année une ſeve active & abondante. Mais cela n'empêche pas que l'impreſſion faite lors de la fécondation ne ſubſiſte dans tous , & qu'en conſéquence de cette premiere impreſſion , ils ne reçoivent lors de leur entier développement plus ou moins de nourriture , une ſeve plus ou moins épurée , & dont la qualité influera ſur celle des fruits. Il peut arriver auſſi , que les bougeons qui auront dû s'épanouir, par exemple , la troiſieme année , auront trop réſiſté à l'action du fuc fécondant : alors leur développement fera imparfait, ils ne produiront ni fruits ni nouveaux bourgeons, la branche deviendra languiffante, elle périra.

Ainfi, Madame, les vaiffeaux de notre corps s'étendent, fe développent, fe dilatent fucceffivement dans notre enfance & dans notre jeuneffe. Chaque partie de ces vaiffeaux a dû être fécondée, & alors elle a reçu une difpofition à ce développement plus ou moins grande, plus ou moins exacte. Elle peut être vicieufe à l'égard de tout le germe, & l'enfant naît contrefait, infirme, & périt bien-tôt. Mais il peut arriver auffi, & il arrive en effet, que cette impreffion vicieufe ne porte fon atteinte que fur les portions des vaiffeaux qui doivent ne se développer que vers la fin de l'accroissement. Les effets de cette impression seront alors suspendus ; elle demeurera cachée pendant tout le tems que la portion du vaisseau sur laquelle elle aura porté ne sera d'aucun usage : mais elle se montrera dès que ce vaisseau sera développé , & le vice de son développement fera naître une maladie qui en recevra son caractere ; maladie incurable dès sa naissance , parce qu'elle prend sa source dans le dérangement des parties solides ; maladie qui se montre sans qu'aucun accident l'ait annoncée , parce que sa naissance est fixée à l'instant que doit être opéré le développement du vaisseau.

Ces événemens sont familiers. Nous les voyons chaque jour , &

cette fucceffion conftante d'une même maladie dans une longue fuite de defcendans, ne nous permet pas de douter qu'elle n'ait pris fon origine dans la fécondation du germe ; puifque c'eft l'unique moyen par lequel la maladie des peres puiffe être communiquée à leurs enfans.

Dès-lors il faut reconnoître, Madame, que les parties du corps de l'enfant font différemment difpofées felon que la fécondation a agi fur ces parties. Le même principe par lequel on explique ce qui arrive dans le foie & dans le poumon doit donc fervir à expliquer ce qui arrive fur la peau, parce que toutes les parties du corps ne font fécondées que par un feul & même moyen. J'ai donc eu raifon de conclurre, que si la fécondation produit dans les visceres cette altération qui est la cause des maladies héréditaires, elle doit aussi être regardée comme la cause des changemens qui surviennent dans la configuration de la peau.

Je pourrois aujourd'hui, Madame, pousser plus loin l'examen de cette analogie; & puisque l'effet de la fécondation suspendu pendant plusieurs années, devient tout-à-coup sensible lorsque le développement des parties a été porté jusqu'à un certain degré, rien ne m'empêcheroit d'attribuer à la même cause divers changemens qui, à un certain âge, surviennent dans quelques familles comme à titre d'hérédité dans les traits du visage, & dans la disposition du cerveau: mais

toutes ces queſtions, quoique dépendantes du principe que j'ai établi nous éloigneroient trop de notre ſujet. Je ſuis , &c.

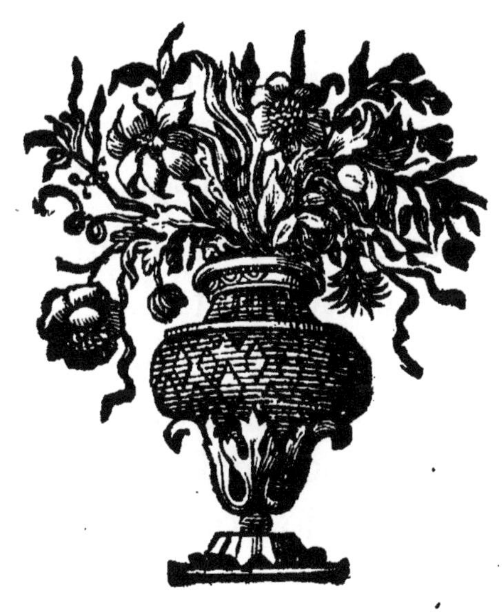

XX. LETTRE.

La nourriture que l'Enfant reçoit dans le sein de sa Mere, peut occasionner en lui les mêmes accidens & les mêmes difformités qu'on a jusques ici attribuées à l'irrégularité de la fécondation.

SI jusques ici, Madame, je n'ai cherché que dans la fécondation du germe, la cause des taches & de toutes les difformités qui peuvent se montrer sur le corps de l'enfant, ce n'étoit que pour éviter la confusion des idées : je crois aussi que le suc nourricier qui pénetre un germe nouvellement fécondé peut en faire varier la forme, jusqu'au tems où ce germe sera parvenu à un certain degré d'extension & de solidité. Le

liquide

liquide fécondant fraie le paffage à un fuc plus groffier & plus actif, qui à fon tour difpofe les vaiffeaux à recevoir un fuc dont les parties aient encore plus de maffe & plus d'activité. Par cette gradation, les vaiffeaux du germe acquierent chaque jour une étendue & une dilatation plus grande.

· Cette intromiffion du fuc nourricier fe fait fans doute conféquemment à la difpofition que le germe a reçu dans la fécondation. Mais quelque proportion qu'il y ait eu entre l'impulfion du liquide fécondant & la réfiftance des parties du germe ; en un mot, quelque réguliere qu'ait été la fécondation, il peut arriver qu'il n'y ait pas un rapport parfait entre le fuc nourricier & le germe. Le fuc nourricier peut avoir ou trop d'activité, ou trop de lenteur ; le folide du germe peut ou trop réfifter, ou trop céder, & dès-lors il en réfultera une grande partie des inconvéniens que nous avons fait dépendre jufqu'ici de la feule fécondation. Ainfi, Madame, le fang de la mere, trop vif, trop agité, dilatera les glandes de la peau, & occafionnera des fraifes, des meures, des grofeilles, des peaux de fangliers, &c. & fi par fa lenteur ou fa groffiereté, il ne peut dilater des vaiffeaux qui font trop de réfiftance, ou pénétrer dans ceux qui n'ont pas affez de diametre relativement à la groffiereté de fes parties, ces vaiffeaux cefferont d'être nourris, ou ne le feront que foiblement ; ils ne croîtront pas en proportion des autres ; ils feront plus compactes ; ils reffembleront à des cicatrices blanches ; & felon

leur arrangement accidentel, ils représenteront la surface & le contour de divers objets. Il en arrivera
aussi quelques raccourcissemens
dans la peau, & de-là quelques étran-
glemens qui empêcheront l'accroissement de quelques parties du corps
de l'enfant : l'application de tout ce
qu'on peut dire à ce sujet est facile ;
il n'y a presque qu'à substituer un
terme à un autre. Je ne saurois entrer dans un plus grand détail sans
tomber dans des répétitions inutiles
& ennuyeuses. J'y serois encore exposé, Madame, si je voulois vous
rapporter par quel méchanisme une
mere transmet à l'enfant les dispo-
sitions aux maladies héréditaires ;
je me bornerai donc à vous faire
observer, qu'il n'y a aucune partie
de notre corps qui ne puisse être le
siége de ces maladies : elles dépen-

dent, comme j'ai eu l'honneur de vous le dire, d'une altération caufée par la fécondation ou par la premiere nourriture du germe dans quelques vifceres, ou dans les autres parties qu'elles affectent. Il n'en eft donc aucune qui ne puiffe être différemment configurée, felon que la fécondation ou la premiere nourriture ont agi fur elle. Concluons donc encore une fois, Madame, que les changemens qui furviennent fur la peau doivent dépendre de la même caufe.

J'ajoute, Madame, que la préfence de cette caufe fera toujours fuivie de fon effet ; c'eft-à-dire, que le tiffu & l'arrangement des parties folides du germe feront toujours altérés dès que l'impulfion du liquide fécondant ou celle du premier fuc nourricier fera ou trop foible

pour les dilater, ou trop active pour
que les vaiſſeaux puiſſent réſiſter à
ſon effort. Quelque changement
qui ſurvienne dans cet effort des liquides , l’altération des parties ſoli-
des y ſera toujours exactement proportionnée. Un effort très-ſupérieur
à leur réſiſtance produira un effet
très-ſenſible , un moindre effort ne
produira qu’un effet léger ; mais il
en réſultera toujours quelqu’effet.

Envain chercheroit-on cette proportion entre l’effet & la cauſe, dans
le ſyſteme du pouvoir de l’imagination. Les taches les plus conſidérables ne ſont quelquefois attribuées
qu’à un regard diſtrait , ou à quelque deſir foible & paſſager , tandis
que des paſſions violentes ſont quelquefois regardées comme la cauſe
de quelques légeres impreſſions.
L’expérience prouve encore qu’une

mere eſt ſouvent agitée par les deſirs les plus violens, que ſon ame eſt en proie à la crainte & à la terreur, ſans qu'il en réſulte la moindre impreſſion ſur le corps de l'enfant. On pourroit en citer mille exemples; je n'en rapporterai qu'un ſeul dont j'ai été le témoin.

Une Dame bien perſuadée du pouvoir de l'imagination, deſira dans les premiers jours de ſa groſſeſſe de manger d'une lamproie. Il n'y en avoit point dans cette ſaiſon; on en cherchoit en vain. Cependant ſes deſirs augmentoient à un tel point, qu'elle ne s'endormoit jamais qu'elle ne ſe crût entourée de lamproies qui la dévoroient. Elle frémiſſoit d'horreur dans l'attente du jour de ſes couches; elle craignoit d'accoucher d'un monſtre, & ſa crainte lui paroiſſoit d'autant mieux fondée, qu'un homme de fa connoiffance portoit, difoit-on, fur fon corps des fignes qu'on fuppofoit être des trous, tels qu'on les voit au col des lamproies. Le moment des couches arriva, on examina promptement l'enfant fous les yeux de la mere ; il n'avoit pas fur tout fon corps la plus petite marque.

Ceux qui foutiennent le pouvoir de l'imagination, ne doivent pas feulement en reconnoître l'incertitude, ils font encore forcés d'admettre dans fon action une bifarrerie, qu'on ne fauroit comprendre : il femble que l'imagination ne doive jamais être affectée par le beau ; on borne fon pouvoir à peindre des objets difformes. Une femme a été attentive à la beauté d'un portrait, ce ne feront ni la proportion & la rondeur du deffein, ni la nobleffe &

la régularité des traits qui affecte-
ront son imagination, & iront se
peindre sur le corps de son enfant ;
non, Madame, cet enfant naîtra
avec une hideuse draperie, ou por-
tera sur son visage la pâleur d'une
vierge mourante. Quelque puisse
être la beauté d'une personne qui
s'offre à la vue d'une femme enceinte, la beauté ne la frappera pas.
Mais si par hasard elle a une petite
tache sur la peau, si elle a sur la
main, ou dans l'arrangement des
doigts quelque légere difformité ;
voilà ce qu'on fait saisir à l'imagination ; voilà ce qui sera imprimé sur le
corps de l'enfant : en vérité il faudroit bien qu'il y eût quelque com-
pensation. Il n'y en a point, parce
que tous ces effets ne sont pas produits par une imagination qui impri-
me sur le corps des enfans la figure
des

des objets qui l'ont frappée.

Eſt-il donc poſſible que l'imagination de la mere ne puiſſe être la cauſe d'aucune de ces taches qui paroiſſent ſur le corps de l'enfant ? Ces paſſions, ces ſurpriſes, ces agitations ſubites & involontaires ne produiront-elles aucun effet ? Pardonnez-moi, Madame, il en réſulte quelques effets ; il peut même en ſurvenir des taches ſur la peau de l'enfant : cet aveu vous ſurprendra peut-être ; s'il excite votre curioſité, je vous promets de la ſatisfaire. Je ſuis, &c.

R

XXI. LETTRE.

Méchanisme selon lequel l'imagination des femmes enceintes peut occasionner des difformités & des maladies dans le corps de l'enfant. La ressemblance de quelques taches avec un objet apperçu ne peut être que l'effet du hasard.

JE vais, puisque vous me l'ordonnez, Madame, apprécier le pouvoir de l'imagination des meres : vous verrez qu'il ne contredit en rien ce que jusqu'ici j'ai eu l'honneur de vous écrire.

Les objets affectent notre ame, & en conséquence notre ame agit sur notre corps : nous en ignorons les moyens ; mais il n'en est pas

moins vrai que nos paſſions font
ſur nous des impreſſions très-vives.
Notre ſang en eſt agité, il circule
rapidement, il gonfle nos vaiſſeaux,
& nous ſentons l'effort de ſon impulſion dans toutes les parties de
notre corps. Cette vive impulſion
du ſang eſt quelquefois ſupérieure à
la réſiſtance que lui oppoſent les
vaiſſeaux deſtinés à le contenir ; &
une triſte expérience nous a montré
plus d'une fois qu'il en eſt ſurvenu
des crachemens de ſang, ou une
apoplexie, ſelon que les vaiſſeaux
qui n'ont pu réſiſter à cet effort,
étoient placés ou dans la poitrine
ou dans la tête. Il y a des paſſions
dans leſquelles la circulation de notre ſang eſt ſuſpendue ; nous l'éprou-
vons dans quelques inſtans de ſurpriſe & de terreur : c'eſt qu'alors notre cœur ſouffre une convulſion, il

R ij

fe refferre plus rapidement & plus
long-tems que dans l'état naturel ;
le fang en eft chaffé avec plus de
viteffe vers les parties extérieures ,
& il ne peut y revenir avec liberté ,
parce que ce refferrement convulfif s'oppofe à la dilatation des cavi-
tés du cœur dans lefquelles les veines doivent le verfer: une joie excef-
five & inopinée peut produire le même effet , le cours du fang peut même en être totalement arrêté ; on
peut en mourir.

Dans ces deux extrémités où
nous jettent les paffions, je veux
dire , dans l'extreme vîteffe de la
circulation du fang , ou dans la fuf-
penfion de fon cours ; l'effort du
fang agit généralement fur tous les
vaiffeaux , & fur chacune de leurs
parties : fi quelqu'une cede à cet effort , ce n'eft pas qu'il ait agi plus

violemment contre elle , mais parce qu'elle a été trop foible ; ce n'est pas le mouvement général du sang qui a déterminé le lieu du déchirement , ou de la dilatation du vaisseau , mais c'est la disposition du vaisseau qui a déterminé l'effet.

Le sang de la mere passe à l'enfant , & il revient de l'enfant à la mere. Si son cours est précipité , ou s'il est suspendu dans le corps de la mere , l'enfant doit participer à ces différens états , & par une suite nécessaire le sang de l'enfant doit faire un plus grand effort sur tous les vaisseaux de son corps , & sur ceux qui forment le cordon par l'extrémité duquel il est appliqué au sein de la mere. Les effets en sont quelquefois funestes , l'enfant périt , ou une hémorrhagie cause l'avortement.

Les effets de cet effort général

du sang, si considérables en certaines occasions se bornent dans d'autres à la dilatation de quelques vaisseaux de la peau, ou de quelques glandes miliaires ; & il en résulte des groseilles, des fraises, des meures, ou des taches de vin ; mais toujours dépendamment de la disposition où ces vaisseaux extérieurs se sont trouvés. Cette disposition, comme j'ai eu l'honneur de vous le dire, Madame, peut seule déterminer les effets particuliers de cet effort général ; elle seule détermine donc le lieu & la figure de la tache : l'imagination n'y a d'autre part que d'avoir excité, ou suspendu le mouvement général du sang.

Un fait considérable cité bien souvent en faveur du pouvoir de l'imagination, prouve clairement ce que j'avance. On assure qu'un enfant tomboit du haut mal , parce que ſa mere avoit vu dans le tems de l'accès une perſonne affligée de cette maladie. Le fait eſt poſſible : mais il nous fournit une nouvelle preuve contre le pouvoir de l'imagination. En effet, Madame , quand on ſuppoſeroit que l'imagination de la mere peut peindre ſur le corps de l'enfant la figure des objets dont elle eſt frappée , il faudroit toujours , comme nous l'avons dit ailleurs, reſtraindre ſon pouvoir aux objets qu'elle a pu connoître. Qu'on vante à une payſanne l'excellence d'un ananas , ſans lui en dépeindre la figure, en vain deſirera-t-elle de manger de ce fruit , en vain ſon imagination lui repréſentera-t-elle l'idée des ſaveurs qu'elle connoît : jamais elle ne lui dépeindra la figure de l'ananas ; elle ne pourra donc jamais graver cette

R iiij

figure fur le corps de l'enfant renfermé dans fon fein.

Raifonnons fur ce principe, Madame, & confidérons deux chofes
dans la maladie dont il eft queftion ;
la caufe de la maladie, & fon effet extérieur: duquel de ces deux objets la
mere a-t-elle été frappée ? C'eft fans
contredit de l'effet extérieur. Elle
a vu un malade dans un accès de
convulfion : mais elle ne connoît
ni le vice des fibres nerveufes, ni
celui des vaiffeaux qui caufe la maladie : il échapperoit aux plus clair-
voyans Anatomiftes. La feule chofe
qui ait frappé l'imagination de cette
mere, la feule chofe qu'elle con-
noiffe, c'eft la figure d'un homme
en convulfion : c'étoit donc cette
feule figure extérieure qu'elle eut
pu graver fur le corps de l'enfant.
Ce n'eft pourtant pas ce qui eft ar-

rivé. L'enfant eft né avec cette difpofition du cerveau qui caufe les
maladies convulfives. L'imagination de la mere qui n'a point imprimé fur le corps de l'enfant la figure
de l'objet extérieur qu'elle connoif-
foit, & qui feul l'avoit frappée, a
donc porté dans le cerveau de cet
enfant une impreffion qu'elle ne
connoît point, dont elle ne peut
avoir aucune idée, dont elle n'a point
été frappée; vous voyez, Madame,
que c'eft une chofe impoffible.

Ce dérangement du cerveau de
l'enfant eft à la vérité une fuite de
la terreur dont la mere a été frappée; mais cette terreur fufpendant
la circulation du fang a généralement agi fur toute la maffe du fang.
Si dans l'effort auquel tous les
vaiffeaux du corps ont été expofés, ceux du cerveau en ont fouf-

fert quelque altération ; ce ne peut être par une détermination particuliere imprimée par l'imagination de la mere ; mais parce que les vaiſſeaux du cerveau ont fait moins de réſiſtance que ceux des autres parties pour contrebalancer cet effort, ils ont trop cédé ; de-là cette diſpoſition aux convulſions. Si le défaut de réſiſtance ſe fût trouvé dans la poitrine , il y auroit cauſé un engorgement qui eût pu être ſuivi d'une maladie du poumon ; s'il eût été dans les vaiſſeaux de la peau , il y auroit cauſé des dilatations , ou dans les vaiſſeaux , ou dans les glandes , & ces dilatations auroient pu repréſenter divers objets. La même terreur eût pû être la cauſe de tous ces accidens, parce qu'encore une fois ils ne ſont déterminés que par une diſpoſition qui étoit auparavant dans les différentes parties du corps de l'enfant.

Dans une toux violente ou dans un éternûment, notre sang est rapidement chassé ; ce mouvement est général. Si dans le tems que ce mouvement est le plus fort, notre main étoit déja malade, nous en éprouverions dans la main une vive douleur ; ce mouvement imprimé par la toux en seroit la cause, mais il ne détermineroit pas le lieu de la douleur ; nous l'aurions éprouvée dans le pié, & non dans la main, si notre main eût été saine, & notre pié malade. Cette douleur que la toux ou l'éternûment exciteroit dans un pié ou dans une main malade, seroit également excitée par tout ce qui pourroit agiter notre sang ou en suspendre le cours : la fievre ou une terreur subite produiroient le même effet. Il en eſt de même, Madame, dans le corps de l'enfant : ce défaut de réſiſtance une fois ſuppoſé dans ſon cerveau, il auroit reçu la diſpoſition aux maladies convulſives quelle qu'eût été la cauſe de la terreur de la mere. La vue inopinée de la perſonne la plus chérie eût produit ce même effet, ſi elle en avoit été vivement ſurpriſe : il ſuffiſoit que le cours du ſang fût violemment ſuſpendu pour que le cerveau en ſouffrît en conſéquence de la diſpoſition que nous y avons ſuppoſée.

On ne ſauroit, ce me ſemble, Madame, ſe refuſer à l'évidence de ces raiſons. J'en tire encore cette conſéquence : que deux objets différens entre eux, dont la mere aura été ſucceſſivement frappée, peuvent concourir à faire paroître ſur le corps de l'enfant une tache qui n'aura aucun rapport avec ces objets. Je ſuppoſe, par exemple, que la peau qui recouvre la main de l'enfant n'ait pas toute la ſolidité néceſſaire pour réſiſter à un grand effort du ſang; ſi dans ce cas la mere eſt émue & frappée d'une vive horreur à la vue d'une araignée, la ſuſpenſion du cours du ſang qui ſuivra cette terreur, augmentera ſon effort général, les vaiſſeaux de la main en ſeront dilatés, il y ſurviendra une tache rouge. Ces vaiſſeaux déja dilatés ont beaucoup moins de reſſort; ils en ſont plus diſpoſés à un plus grand relâchement: qu'alors cette mere éprouve un de ces mouvemens vifs de joie ou de colere, ſon ſang en ſera agité, cette agitation ſe communiquera à celui de l'enfant; les vaiſſeaux déja dilatés dans la premiere impreffion qu'a causée la terreur excitée à la vue d'une araignée , le feront encore davantage dans le fecond effort qu'a caufé la joie ou la colere. La même tache en paroîtra plus confidérable. Ces objets dont la mere a été émue, n'ont entre eux aucun rapport ; ils ont concouru cependant au même effet , parce qu'ils ont l'un & l'autre augmenté l'effort général du fang fur les vaiffeaux ; c'eft à cela feul que leur pouvoir eft borné : la fievre pouvoit produire ou augmenter le même effet ; ce qu'il a de particulier ne dépend uniquement que de la difpofition qui étoit dans la partie.

Après tout ce que j'ai dit , pourroit-on m'objecter , Madame , que des enfans font nés avec des taches prédites par leur mere , en confé-

quence de quelques objets qui
avoient frappé leur imagination ?
Vous avez vu combien l'imagination étoit impuiſſante pour déterminer le lieu , & la figure d'une tache ; que cela dépendoit de la diſpoſition des vaiſſeaux ; & comme
rien ne peut déterminer cette diſpoſition des vaiſſeaux , vous avez
dû la regarder comme un effet du
pur haſard. S'il eſt donc arrivé une
fois entre mille qu'une tache pré-
dite ſe ſoit en effet rencontrée ,
c'eſt encore un effet du haſard , qui
peut bien ſoutenir la prévention
de ceux qui ne raiſonnent pas ; mais
qui ne peut rien ſur ceux qui comme
vous, Madame , ne ſe rendent qu'à
la vérité ; je n'écris point pour les
autres. Je ſuis , &c.

XXII. LETTRE.

Ce qu'on entend par l'effet du hasard.
Dendrites & pierres figurées.

VOs réflexions sont justes, Madame : il est dangereux de vouloir faire regarder comme un effet du hasard ces singularités que les protecteurs du pouvoir de l'imagination des meres alleguent comme une preuve de leur opinion. Ils s'imaginent que le hasard est cité comme une cause impénétrable, mais agissante : ce n'est point dans ce sens que j'ai employé cette expression ; & s'il étoit quelqu'un auprès de qui je dusse me justifier, je déclarerois, Madame, que je regarde comme un effet du hasard le

résultat

résultat de certaines combinaisons & de certains évenemens, qui ne pouvant dépendre d'aucune cause libre, peuvent varier, & ne se rencontrent que fortuitement. C'est ainsi que nous devons regarder comme l'effet du pur hasard toutes ces diverses figures qui se trouvent dans les cailloux, dans les pierres, dans les agathes on y voit des plans de Villes, des figures de plantes, d'arbres, d'animaux, &c. Je vous cite, Madame, des faits qui vous sont familiers. Vous connoissez une collection abondante des plus belles dendrites ; vous y avez vu des plantes distinguées par leurs tiges, leurs feuilles, leurs fleurs & leurs graines, toutes diversement colorées ; vous y avez remarqué des arbres dont les branches qui s'élevent d'un tronc mousseux, s'écartent régulierement pour former une touffe arrondie. Rappellez-vous cette rangée d'arbres & de buissons placés au bord d'une riviere, & répétés dans le miroir de ses eaux ; ces plantes qui nées sur un fond enflammé comme un volcan portent sur des tiges rembrunies des fleurs d'un rouge très-vif; ces têtes humaines coeffées en bonnet carré : on croit en reconnoître les traits. Je ne finirois point si je voulois vous rappeller tout ce que renferme cette riche collection. Ce n'est point une imagination agissante qui a produit ces figures ; elles ont été formées par l'épanchement d'un suc qui s'est insinué dans les diverses parties de la pierre : selon qu'il a trouvé plus de facilité à couler vers un côté plutôt que vers l'autre, sa trace a formé différentes figures. Or cette facilité qu'il a trouvée à couler vers un lieu plutôt que vers l'autre, dépendant de l'arrangement des parties de la pierre, arrangement qu'aucune cause libre n'a pu diriger, & qui a pu varier, la route de l'épanchement de ce suc, & l'effet qui en a résulté, sont donc un pur effet du hasard.

Si le hasard pris dans ce sens peut occasionner des ressemblances si parfaites, je ne trouve aucun inconvénient de lui attribuer celles qu'on voit sur le corps de l'enfant. Il est prouvé que l'imagination ne peut rien y tracer, & que les figures qu'on y observe dépendent du plus ou moins de résistance des parties solides ; ce plus ou moins de résistance n'ayant pu être déterminé par aucune cause libre, il a pu varier à l'infini, & par conséquent faire varier les figures : si elles semblent repréſenter une groſeille plutôt qu'un œillet, ce n'eſt donc que l'effet du haſard. Un évenement qui dépend du haſard ne peut être prédit ; & la rencontre d'un pareil événement avec la prédiction, quelqu'exacte qu'elle puiſſe être, ne devra jamais être regardée que comme un ſecond effet du haſard. Je ſuis, &c.

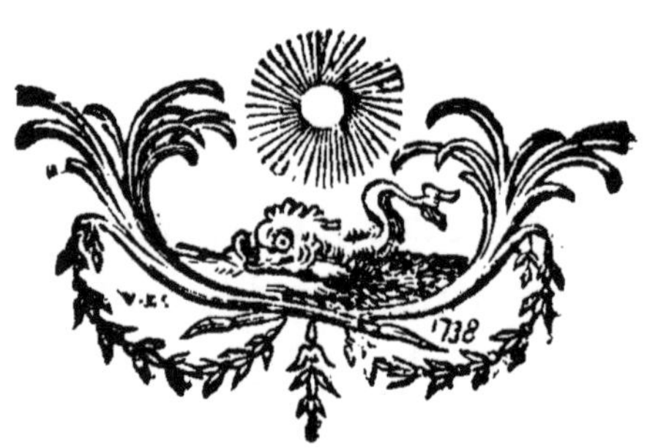

XXIII. LETTRE.

L'Enfant roué.

L'EXEMPLE de l'enfant roué ne m'intimide point, Madame ; il ne sauroit prouver que les idées, les passions, la crainte, la terreur se communiquent de la mere à l'enfant. Je crois vous avoir fait connoître l'impossibilité de cette communication. Mais quand même elle seroit aussi vraie qu'elle est fausse, qu'en arriveroit-il ? L'enfant seroit affecté à la vue d'un roué comme la mere en est affectée. Dès que les os de la mere ne sont point brisés par l'effet de la terreur dont elle est saisie ; ceux de l'enfant ne sauroient l'être par l'effet de celle qui lui auroit été communiquée ; puifque la terreur de l'enfant proportionnée à l'état de fon cerveau ne feroit fuivie que de mouvemens proportionnés à la foibleffe de toutes fes parties. Mais fuppofons , Madame , que toute proportion foit renverfée ; que cette terreur foit dans l'enfant auffi vive que dans la mere , il n'en réfultera d'autre conféquence , fi ce n'eft que les effets de la terreur feront beaucoup plus grands que ne peut le comporter la foibleffe de cet enfant. Or quels font les effets de la terreur ? Notre expérience nous l'apprend chaque jour. Un refferrement convulfif dans le cœur , dans la poitrine , dans tous les mufcles du ventre. Dans cet état le fang eft chaffé avec violence , & fon retour eft fufpendu : toutes ces dif-

férentes impreſſions ne peuvent porter dans le ſang qu'un mouvement
général, dont les ſuites ne cauſe-
ront de dérangement dans une partie de notre corps qu'autant qu'elle
y aura été précédemment diſpoſée.
Ainſi dans l'effet d'une terreur diſ-
proportionnée, l'enfant pourroit
être ſuffoqué par une trop longue
ſuſpenſion du cours du ſang. Mais
dans ce mouvement général, rien
ne pourra en déterminer l'impreſſion, plutôt ſur les bras & les jambes que ſur les autres parties du
corps, ſi elles n'y ſont déja diſpo-
ſées, indépendamment de l'imagination de la mere : vous en avez
vu les raiſons.

Mais, Madame, pour me pré-
ter à tout ce qui peut favoriſer l'o-
pinion que je combats, je conſens
de ſuppoſer que par un effet de cette

terreur l'enfant tombe dans des convulſions qui affectent particuliere-
ment ſes bras & ſes jambes ; les os
n'en feront pas briſés : une convulſion peut diſloquer un bras , mais
elle ne ſauroit le rompre , parce
que le bras étant mobile , cede ſans
peine à l'effort qui le tire. Dans les
convulſions , les mouvemens ſont
violens , ils ſont involontaires; mais
ils ſont exécutés par les mêmes parties qui exécutent les mouvemens
modérés & volontaires. C'eſt toujours par les mêmes muſcles que le
bras eſt volontairement porté vers
la poitrine , ou qu'il y eſt entraîné
par une convulſion violente. Dans
l'un & dans l'autre mouvement , l'os
du bras n'oppoſe aucune réſiſtance ;
roulant en tout ſens dans une ca-
vité arrondie , il obéit ſans peine à

tous

tous les mouvemens; il ne peut donc être rompu.

On a pourtant vu , dit-on, la contusion ; elle formoit un demi-cercle , & occupoit la moitié du bras. C'est une preuve de plus que ce ne peut être l'effet d'une convulsion. En effet, Madame , les muscles ramenent les parties vers le point fixe où ils sont attachés , parce qu'ils se raccourcissent ; dans ce raccourcissement, leurs extrémités se rapprochent de leur centre. Si pendant une convulsion violente il survient dans le muscle une contusion , ce seroit par le déchirement de quelques vaisseaux ; & toutes choses égales , ce déchirement devroit arriver dans le lieu où se fait le plus grand effort ; ce plus grand effort se réunit dans le centre du muscle. Ainsi en supposant que dans

T

une convulſion générale des muſcles du bras, il fût ſurvenu des dé-
chiremens & des contuſions dans
le centre de tous les muſcles, il n'y
auroit jamais de contuſion circulaire, puiſque le centre de tous ces
muſcles répond à des points différens dans toute la longueur du
bras. Et quand même ces muſcles
auroient ſouffert des contuſions,
il faudroit chercher une autre cauſe
que les convulſions pour expliquer
les impreſſions obſervées ſur la peau
qui n'a aucune liaiſon avec les muſcles, & qui dans les convulſions
les plus violentes ne peut recevoir
d'impreſſion qu'en conſéquence du
mouvement général du ſang, ou
par l'interruption de ce même mouvement.

Toutes les raiſons priſes du méchaniſme ſe réuniſſent donc, Ma-

dame, pour prouver que les plus violentes convulsions ne sauroient ni briser les os du bras d'un enfant renfermé dans le sein de sa mere, ni imprimer sur sa peau ces contusions demi - circulaires ; ainsi en supposant que la terreur fût communiquée de la mere à l'enfant, & que dans celui-ci elle ne fût point proportionnée à la foiblesse de son cerveau, il n'en résulteroit aucun des accidens qu'on lui attribue.

Puisqu'il est prouvé que l'imagination de la mere n'a pu produire ces effets par aucune communication d'idées & de terreur, il faut chercher ailleurs une cause dont ils puissent dépendre ; car sans cela , Madame, vous ne m'en tiendriez pas quitte. Je ne la chercherai point dans le mouvement du sang des enfans, ni dans le rapport que la réfiſtance des parties doit avoir avec ſon impulſion; je n'y découvre aucun méchaniſme qui puiſſe expliquer la relation qui ſe trouve entre la contuſion de la peau, celle des muſcles, & l'impreſſion faite dans l'os. Puiſque ces accidens répondent à un même point, il faut qu'ils aient été cauſés en même-tems. Puiſqu'il n'y a entre ces parties aucune communication qui ait pu les ſoumettre à l'action d'une même cauſe interne, il n'y a qu'une cauſe extérieure qui ait pu les produire.

Il y en a une qui me paroît d'autant plus vraiſemblable qu'elle eſt un effet naturel de ces impreſſions ſubites & violentes que font en nous les objets de terreur. Il n'eſt perſonne qui n'ait éprouvé dans ces inſtans une forte contraction des muſcles du ventre. Deux de ces

mufcles s'étendent antérieurement
du haut en bas attachés à deux
points fixes. Ils font extérieurement partagés en plufieurs portions
comme autant de mufcles particuliers mis bout-à-bout, & entre-
coupés par des traverfes tendineufes : il eft vrai que ces traverfes ne
pénetrent pas toujours l'épaiffeur
de ces mufcles, mais il arrive quelquefois qu'elles font fort fenfibles
dans la furface interne.

Ce fait une fois établi, confidérons
la fituation de l'enfant dans le fein de
la mere. Cette fituation varie, mais
il y eft affez fouvent placé la tête en
haut, la face tournée antérieurement, les bras étendus le long du
corps, un peu en avant, les cuiffes
repliées de façon que les jambes
pendent perpendiculairement au
refte du corps. Par fon volume il

pouſſe en dehors tous les muſcles du ventre. Les traverſes tendineuſes cedent moins que le reſte des muſcles ; leur tiſſu plus compacte s'oppoſe à leur dilatation ; elles conſervent leur ſolidité & leur force. Mettez ces muſcles en contraction, ils feront un violent effort pour prendre leur direction ; ils comprimeront fortement le corps de l'enfant qui s'y oppoſe : mais cette compreſſion ſera bien plus grande ſur les parties qui répondront à ces traverſes tendineuſes, parce que chacune d'elles devant être regardée comme la terminaiſon de deux muſcles & comme leur point fixe, l'effort par lequel elles ſe rapprocheront de la ligne droite d'où le corps de l'enfant les tient éloignées, ſera compoſé de l'action de deux muſcles. A cet effort exceſ-

fif, joignez la solidité de ces traverfes tendineufes, & il vous fera facile, Madame, de les comparer à
des cordes qui, par des fecouffes
violentes, feroient appliquées fur les
bras & fur les jambes d'un enfant: il
n'eft pas douteux qu'il n'en réfultât
des compreffions fur la peau, fur les
mufcles & fur les os du corps ten-
dre de cet enfant. Ces compreffions
y dérangeront en même-tems, &
dans des points correfpondans, la
difpofition des vaiffeaux, la diftribution du fuc nourricier, & laiffe-
ront des impreffions qui dans la fuite ne pourront s'effacer.

Si vous doutiez, Madame, que ces
mufcles dont j'ai eu l'honneur de
vous parler, puffent produire une
compreffion fi violente, rappellez-
vous que dans une perfonne foible
qui eft dans un accès de vapeurs la

convulſion de ces muſcles réſiſte à l'effort de pluſieurs perſonnes réunies.

Mais, pourriez-vous me dire, Madame, ſi la ſtructure de ces muſcles eſt telle qu'ils puiſſent faire d'auſſi fortes compreſſions, pourquoi cet accident eſt-il ſi rare, qu'à peine on puiſſe en compter deux exemples ? Je pourrois vous faire la même queſtion en ſuppoſant le pouvoir de l'imagination : ces accidens ſeroient plus fréquens, ſi l'imagination pouvoit les produire. Mais je répons plus poſitivement, Madame, que la ſtructure du muſcle ne peut pas toujours produire le mê. me effet, parce qu'il eſt très-rare que ces traverſes tendineuſes paſſent à la ſurface interne du muſcle ; & cette précaution de la nature, ſi je puis m'exprimer ainſi, eſt une preuve du danger auquel les enfans feroient expofés dans le fein de leur mere, fi ces traverfes paffoient conftamment à la furface interne ; & qu'elles y fuffent toujours auffi apparentes, & auffi compactes qu'elles le font extérieurement.

Après cette explication, Madame, il eft facile de décider en quoi la vue du roué, & l'imagination de la mere qui en a été frappée, ont contribué à former fur le corps de l'enfant ces contufions & ces fractures. Tout fe réduit à la convulfion de deux mufcles. Cette convulfion ne pouvoit-elle être excitée qu'à la vue de ce malheureux? La chûte d'un édifice, le bruit inopiné d'un coup de fufil pouvoient produire le même effet. Ce n'eft donc pas l'objet de la terreur, qui a déterminé la nature des impreffions obfervées fur le

corps de l'enfant ; c'eſt la contraction des muſcles, & la poſition de
l'enfant : tout autre objet auroit pu
dans les mêmes circonſtances produire le même accident. Vous voyez
donc, Madame, que cet exemple
qui en a tant impoſé au P. Mallebranche, ne prouve rien en faveur
du pouvoir de l'imagination. Je
ſuis, &c.

F I N.

✿✿✿✿✿✿✿✿✿✿ ✿✿✿✿ ✿✿✿✿✿✖

A P P R O B A T I O N.

J'Ai lu par ordre de Monſeigneur
le Chancelier, un Manuſcrit in-
titulé : *Lettres ſur le pouvoir de l'I-
magination des Femmes enceintes.* Cet
Ouvrage mérite d'être rendu public. A Paris, ce 18. Mars 1745.
LE MONNIER.

PRIVILEGE DU ROI.

LOUIS, par la grace de Dieu, Roi de France & de Navarre : A nos amés & féaux Conseillers, les Gens tenans nos Cours de Parlement, Maîtres des Requêtes ordinaires de notre Hôtel, Grand-Conseil, Prévôt de Paris, Baillifs, Sénéchaux, leurs Lieutenans Civils, & autres nos Justiciers qu'il appartiendra : SALUT. Notre bien-amé HIPPOLYTE-LOUIS GUERIN Libraire à Paris, Nous a fait exposer qu'il desireroit faire imprimer & donner au public un ouvrage qui a pour titre : *Lettres sur le pouvoir de l'Imagination des Femmes enceintes*, s'il Nous plaisoit de lui accorder nos Lettres de Permission pour ce nécessaires. A ces causes, voulant favorablement traiter ledit Exposant, Nous lui avons permis & permettons par ces Présentes, de faire imprimer ledit ouvrage en un ou plusieurs volumes, & autant de fois que bon lui semblera, & de le faire vendre & débiter par tout notre Royaume, pendant le tems de trois années consécutives, à compter du jour de la date desdites Présentes. Faisons défenses à tous les Libraires-Imprimeurs, & autres personnes de quelque qualité & condition qu'elles soient, d'en introduire d'impression étrangere dans aucun lieu de notre obéissance; à la charge que ces Présentes seront enregistrées tout au long sur le Registre de la Communauté des Libraires & Imprimeurs de Paris, dans trois mois de la date d'icelles; que l'impression dudit ouvrage sera faite dans notre Royaume, & non ailleurs, en bon papier & beaux caracteres, conformément à la feuille imprimée, attachée pour modele sous le contre-scel des Présentes; que l'impétrant se conformera en tout aux Reglemens de la Librairie, & notamment à celui du 10. Avril 1725. Qu'avant de les exposer en vente, le manuscrit ou imprimé qui aura servi de copie à l'impression dudit Ouvrage, sera remis dans le même état où l'Approbation y aura été donnée, ès mains de notre très-cher & féal Chevalier le Sieur Daguesseau Chancelier de France, Commandeur de nos Ordres, & qu'il en sera ensuite remis deux Exemplaires dans notre

Bibliotheque publique, un dans celle de notre Château
du Louvre, & un dans celle de notredit très-cher & féal
Chevalier, le Sieur Daguesseau, Chancelier de France ;
le tout à peine de nullité des Préfentes ; du contenu
desquelles vous mandons & enjoignons de faire jouir
ledit Expofant & fes ayans caufe pleinement & paifible-
ment, fans fouffrir qu'il leur foit fait aucun trouble ou
empêchement. Voulons qu'à la copie defdites Préfentes
qui fera imprimée tout au long au commencement ou à
la fin dudit ouvrage, foi foit ajoutée comme à l'origi-
nal. Commandons au premier notre Huiffier ou Sergent
fur ce requis, de faire pour l'exécution d'icelles, tous
Actes requis & néceffaires, fans demander autre permif-
fion, & nonobftant Clameur de Haro, Charte Normande,
& Lettres à ce contraires ; CAR tel eft notre plaifir. Donné à Verfailles le trentieme jour du mois d'Avril, l'an de
grace mil fept cens quarante-cinq ; & de notre Regne le
trentieme, Par le Roi en fon Confeil.

Signé, SAINSON.

Regiftré fur le Regiftre XI. de la Chambre Royale & Syn-
diale des Libraires & Imprimeurs de Paris, Numero 436.
fol 377. conformément aux anciens Réglemens confirmés par
celui du 28. Février 1723. A Paris, le 11. Mai 1745.

Signé, VINCENT, Syndic.